ELDHÚSINN MITT

PLÖNTUNEGT 2022

UPPSKRIFTIR TIL AÐ AUKA ORKU OG LÉTTAST

BJORK SCHRAM

Höfundarréttur 2022

Allur réttur áskilinn

Allur réttur áskilinn. Engan hluta þessarar bókar má afrita eða afrita á nokkurn hátt eða með neinum hætti, rafrænum eða vélrænum, þar með talið ljósritun, upptöku eða með einhverju upplýsingageymslu- og öflunarkerfi, án skriflegs leyfis útgefanda, nema með stuttum hætti. tilvitnanir í umsögn.

Viðvörun-Fyrirvari

Upplýsingunum í þessari bók er ætlað að vera eins nákvæmar og hægt er. Höfundur og útgefandi bera enga ábyrgð gagnvart neinum með tilliti til tjóns eða tjóns sem stafar af eða er talið vera af völdum, beint eða óbeint, vegna upplýsinganna sem gefnar eru upp í þessari bók.

Efnisyfirlit

gulrótarorkuboltar 13

Stökkir sætar kartöflubitar 15

Brenndar gljáðar barnagulrætur 17

Bakaðar grænkálsflögur 19

Cashew ostadýfa 21

Pipar hummus dýfa 23

Hefðbundinn líbanskur Mutabal 26

Grillaðar kjúklingabaunir í indverskum stíl 28

Avókadó með Tahini sósu 30

Sætar kartöflur 32

Ristað pipar og tómatdýfa 34

Klassískt veislumix 36

Hvítlaukur og ólífuolía crostini 38

Klassískar vegan kjötbollur 39

Balsamic ristuð pastinip 41

Hefðbundin Baba Ganoush 44

Hnetusmjörsbitar 46

ristuð blómkálsdýfa 47

auðveldar kúrbítsrúllur 49

Chipotle kartöfluflögur 51

Cannellini baunasósa 53

Kryddbrennt blómkál 55

Auðvelt líbanskt Toum 58

Avókadó með krydduðum engiferdressingu 60

Kjúklingabaunasnakk blanda 62

Muhammarasósa með ívafi 64

Spínat, kjúklingabaunir og hvítlaukscrostini 66

Sveppir "Kjötbollur" og Cannellini baunir 69

Gúrkuhringir með hummus 71

Fylltir Jalapeno bitar 72

Mexíkóskir laukhringar 74

Ristað rótargrænmeti 76

Hummus ídýfa að indverskum stíl 78

Ristað bauna- og gulrótardýfa 80

Fljótlegt og auðvelt kúrbítssushi 82

Kirsuberjatómatar með hummus 84

Ofnsteiktir sveppir 86

Ostandi grænkálsflögur 89

Avókadóbátar með hummus 91

Nacho fylltir sveppir 93

Salatpakkar með hummus og avókadó 95

Brennt rósakál 97

Poblano sætkartöflupoppar 99

Bakaðar kúrbítsflögur 101

ekta líbönsk sósa 103

Vegan haframjöl Kjötbollur 105

Paprikabátar með mangósósu 107

Kryddaðir rósmarín spergilkál 109

Stökkar bakaðar rófuflögur 111

Klassísk grillsósa 114

garðajurt sinnep 116

Klassískt heimabakað tómatsósa 118

Cashew, lime og dill sósa 120

Ligurian valhnetusósa 121

Chiasósa, hlynur og dijon 123

Hvítlaukskóríander dressing 126

klassískur búgarðsklæðnaður 128

Cilantro Tahini sósa 130

Lime kókossósa 132

heimabakað guacamole 134

Auðveldasta vegan Mayo Ever 138

Sólblómasmjör og hampfræ 140

Rjómalöguð sinnepssósa 142

Hefðbundinn Balkan stíl ajvar 144

Amba (mangósósa) 146

Þabba heimagerð tómatsósa 148

Avocado Herb Salat Dressing 150

Ekta frönsk remúlaði 152

Ekta bechamel sósa 154

fullkomin hollandaise sósa 157

Mexíkósk chilisósa 159

grunn tómatsósa 161

Tyrkneskur Biber Salçası 163

Ítölsk sósa með Pepe Verde 165

Sólblómafræpasósasósa 167

Hollt eplamósan hennar ömmu 169

heimagerð súkkulaðisósa 171

uppáhalds trönuberjasósa 173

Hefðbundinn rússneskur kórinn 175

Frönsk Mignonette sósa 177

reyktri ostasósu 178

Auðveld heimagerð perasósa 181

Sinnep í sveitastíl 183

Kókoshnetusósa í taílenskum stíl 185

Mayo Aquafaba Plain 187

Klassísk Velouté sósa... 189

Klassísk spænsk sósa... 191

Ekta Miðjarðarhafs alioli 193

Vegan grillsósa... 195

Klassísk Bearnaise sósa.. 197

fullkomin ostasósa... 199

Auðveld hrá pastasósa 202

Basic basil pestó 204

Klassísk Alfredo sósa 206

Háþróuð kasjúmajónes 208

Sólblómasmjör, kanill og vanilla 210

Krydduð heimagerð tómatsósa 212

ristað piparkrem.. 214

Klassískt vegan smjör.. 217

Miðjarðarhafs kúrbítspönnukökur 218

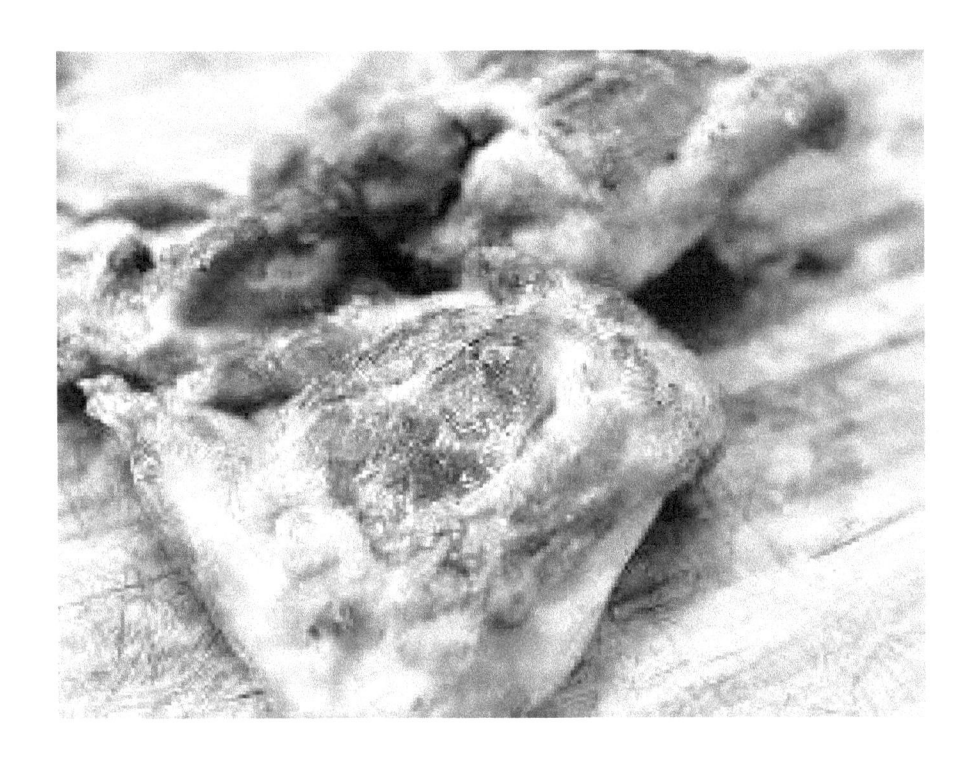

gulrótarorkuboltar

(Tilbúið eftir um það bil 10 mínútur + kælingartími | Skammtar 8)

Hver skammtur: Hitaeiningar: 495; Fita: 21,1g; Kolvetni: 58,4g; Prótein: 22,1g

Hráefni

1 stór gulrót, rifin gulrót

1 ½ bolli gamaldags hafrar

1 bolli af rúsínum

1 bolli döðlur, vorkunnar

1 bolli af kókosflögum

1/4 tsk malaður negull

1/2 tsk malaður kanill

Heimilisföng

Í matvinnsluvélinni skaltu blanda öllu hráefninu þar til það er slétt og klístrað.

Myndið jafnar kúlur með deiginu.

Settu í kæli þar til þú ert tilbúinn til að bera fram. Verði þér að góðu!

Stökkir sætar kartöflubitar

(Tilbúið eftir um það bil 25 mínútur + kælingartími | 4 þjóna)

Hver skammtur: Kaloríur: 215; Fita: 4,5g; Kolvetni: 35g; Prótein: 8,7g

Hráefni

4 sætar kartöflur, skrældar og rifnar

2 chia egg

1/4 bolli næringarger

2 matskeiðar af tahini

2 matskeiðar af kjúklingabaunamjöli

1 tsk skalottlauksduft

1 tsk hvítlauksduft

1 tsk paprika

Sjávarsalt og malaður svartur pipar, eftir smekk

Heimilisföng

Byrjaðu á því að forhita ofninn þinn í 395 gráður F. Klæddu bökunarplötu með smjörpappír eða Silpat mottu.

Blandið öllu hráefninu vel saman þar til allt hefur blandast vel saman.

Rúllið deigið í jafnar kúlur og setjið þær í kæliskápinn í um það bil 1 klst.

Bakið þessar kúlur í um það bil 25 mínútur, snúið þeim við hálfa eldunartímann. Verði þér að góðu!

Brenndar gljáðar barnagulrætur

(Tilbúið eftir um það bil 30 mínútur | Afgreiðsla 6)

Hver skammtur: Hitaeiningar: 165; Fita: 10,1g; Kolvetni: 16,5g; Prótein: 1,4g

Hráefni

2 pund barnagulrætur

1/4 bolli ólífuolía

1/4 bolli eplaedik

1/2 tsk rauðar piparflögur

Sjávarsalt og nýmalaður svartur pipar, eftir smekk

1 msk agavesíróp

2 matskeiðar sojasósa

1 matskeið ferskt kóríander, saxað

Heimilisföng

Byrjaðu á því að forhita ofninn þinn í 395 gráður F.

Næst skaltu blanda gulrótunum saman við ólífuolíu, ediki, rauða pipar, salti, svörtum pipar, agavesírópi og sojasósu.

Grillið gulræturnar í um 30 mínútur, snúið pönnunni einu sinni eða tvisvar. Skreytið með fersku kóríander og berið fram. Verði þér að góðu!

Bakaðar grænkálsflögur

(Tilbúið eftir um 20 mínútur | Skammtar 8)

Hver skammtur: Kaloríur: 65; Fita: 3,9g; Kolvetni: 5,3g; Prótein: 2,4g

Hráefni

2 búntir grænkál, blöðin aðskilin

2 matskeiðar ólífuolía

1/2 tsk sinnepsfræ

1/2 tsk sellerífræ

1/2 tsk þurrkað oregano

1/4 tsk malað kúmen

1 tsk hvítlauksduft

Gróft sjávarsalt og malaður svartur pipar, eftir smekk

Heimilisföng

Byrjaðu á því að forhita ofninn þinn í 340 gráður F. Settu bökunarplötu með smjörpappír eða sjó Silpat.

Kastaðu grænkálslaufum með restinni af hráefninu þar til þau eru vel húðuð.

Bakið í forhituðum ofni í um 13 mínútur, snúið pönnunni einu sinni eða tvisvar. Verði þér að góðu!

Cashew ostadýfa

(Tilbúið eftir um það bil 10 mínútur | Skammtar 8)

Hver skammtur: Kaloríur: 115; Fita: 8,6g; Kolvetni: 6,6g; Prótein: 4,4g

Hráefni

1 bolli hráar kasjúhnetur

1 nýpressuð sítróna

2 matskeiðar af tahini

2 matskeiðar næringarger

1/2 tsk túrmerikduft

1/2 tsk muldar rauðar piparflögur

Sjávarsalt og malaður svartur pipar, eftir smekk

Heimilisföng

Setjið allt hráefnið í skál matvinnsluvélarinnar. Blandið þar til slétt, rjómakennt og slétt. Þú getur bætt við skvettu af vatni til að þynna það út, eftir þörfum.

Hellið sósunni í skál; berið fram með grænmetisstöngum, franskar eða kex.

Verði þér að góðu!

Pipar hummus dýfa

(Tilbúið eftir um það bil 10 mínútur | Afgreiðsla 10)

Hver skammtur: Kaloríur: 155; Fita: 7,9g; Kolvetni: 17,4g; Prótein: 5,9g

Hráefni

20 aura niðursoðnar eða soðnar kjúklingabaunir, tæmdar

1/4 bolli tahini

2 hvítlauksrif söxuð

2 matskeiðar nýkreistur sítrónusafi

1/2 bolli fljótandi kjúklingabaunir

2 ristaðar rauðar paprikur, fræhreinsaðar og skornar í sneiðar

1/2 tsk paprika

1 tsk þurrkuð basil

Sjávarsalt og malaður svartur pipar, eftir smekk

2 matskeiðar ólífuolía

Heimilisföng

Blandið öllum hráefnum nema olíu í blandara eða matvinnsluvél þar til æskilegri þéttleika er náð.

Settu í kæli þar til þú ert tilbúinn til að bera fram.

Berið fram með ristuðum pítubátum eða flögum ef vill. Verði þér að góðu!

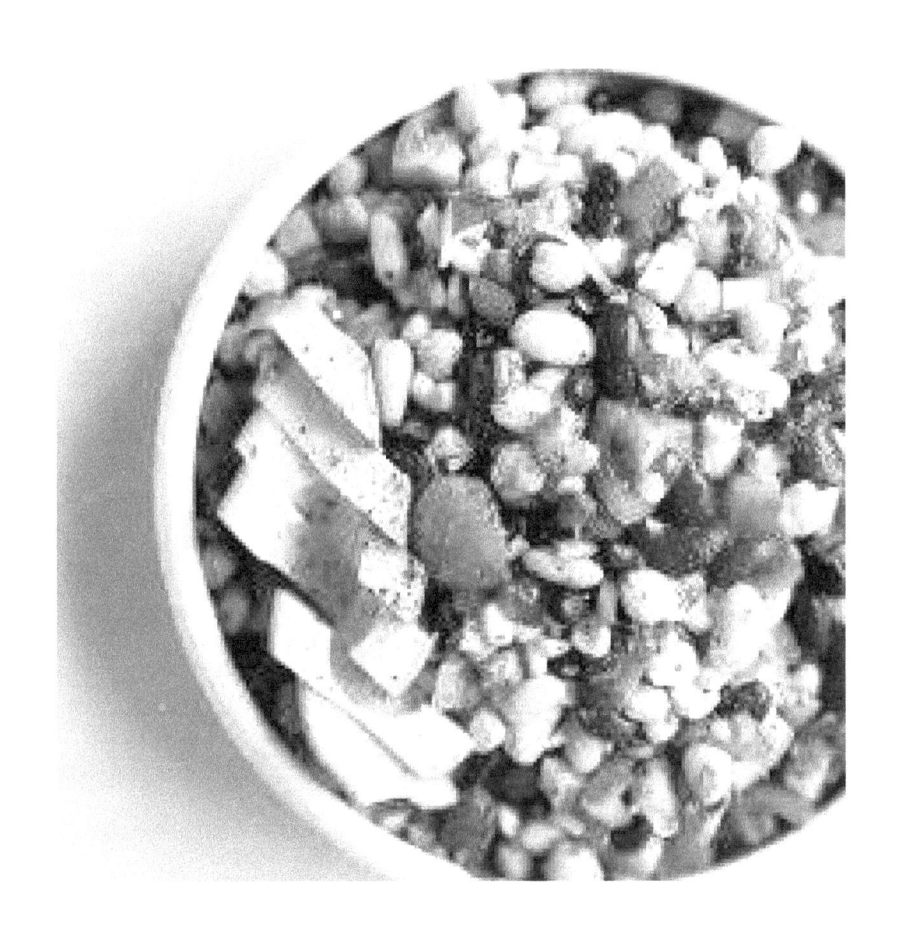

Hefðbundinn líbanskur Mutabal

(Tilbúið eftir um það bil 10 mínútur | Afgreiðsla 6)

Hver skammtur: Kaloríur: 115; Fita: 7,8g; Kolvetni: 9,8g; Prótein: 2,9g

Hráefni

1 pund eggaldin

1 saxaður laukur

1 matskeið hvítlauksmauk

4 matskeiðar af tahini

1 matskeið kókosolía

2 matskeiðar sítrónusafi

1/2 tsk malað kóríander

1/4 bolli malaður negull

1 tsk rauð paprika flögur

1 tsk af reyktri papriku

Sjávarsalt og malaður svartur pipar, eftir smekk

Heimilisföng

Grillið eggaldin þar til húðin verður svört; Flysjið eggaldinið og setjið það í skál matvinnsluvélarinnar.

Bætið restinni við hráefninu. Blandið þar til allt hefur blandast vel saman.

Berið fram með crostini eða pítubrauði, ef vill. Verði þér að góðu!

Grillaðar kjúklingabaunir í indverskum stíl

(Tilbúið eftir um það bil 10 mínútur | Skammtar 8)

Hver skammtur: Kaloríur: 223; Fita: 6,4g; Kolvetni: 32,2g; Prótein: 10,4g

Hráefni

2 bollar niðursoðnar kjúklingabaunir, tæmdar

2 matskeiðar ólífuolía

1/2 tsk hvítlauksduft

1/2 tsk paprika

1 tsk karrýduft

1 tsk garam masala

Sjávarsalt og rauður pipar, eftir smekk

Heimilisföng

Þurrkaðu kjúklingabaunirnar með pappírshandklæði. Dreifið kjúklingabaunum með ólífuolíu.

Steikið kjúklingabaunirnar í forhituðum 400 gráðu heitum ofni í um það bil 25 mínútur, hrærið einu sinni eða tvisvar.

Kastaðu kjúklingabaununum þínum með kryddinu og njóttu!

Avókadó með Tahini sósu

(Tilbúið eftir um það bil 10 mínútur | 4 þjóna)

Hver skammtur: Kaloríur: 304; Fita: 25,7g; Kolvetni: 17,6g; Prótein: 6g

Hráefni

2 stór avókadó, skorin í sundur og skorin í tvennt

4 matskeiðar af tahini

4 matskeiðar sojasósa

1 matskeið sítrónusafi

1/2 tsk rauðar piparflögur

Sjávarsalt og malaður svartur pipar, eftir smekk

1 tsk hvítlauksduft

Heimilisföng

Raðið avókadóhelmingunum á framreiðsludisk.

Blandið saman tahini, sojasósu, sítrónusafa, rauðum papriku, salti, svörtum pipar og hvítlauksdufti í lítilli skál. Skiptið sósunni á milli avókadóhelminganna.

Verði þér að góðu!

Sætar kartöflur

(Tilbúið eftir um það bil 25 mínútur + kælingartími | 4 þjóna)

Hver skammtur: Hitaeiningar: 232; Fita: 7,1g; Kolvetni: 37g; Prótein: 8,4g

Hráefni

1 ½ pund sætar kartöflur, rifnar

2 chia egg

1/2 bolli af venjulegu hveiti

1/2 bolli af brauðrasp

3 matskeiðar af hummus

Sjávarsalt og svartur pipar, eftir smekk.

1 matskeið ólífuolía

1/2 bolli sósu sósa

Heimilisföng

Byrjaðu á því að forhita ofninn þinn í 395 gráður F. Klæddu bökunarplötu með smjörpappír eða Silpat mottu.

Blandið öllu hráefninu, nema sósunni, þar til allt hefur blandast vel saman.

Rúllið deigið í jafnar kúlur og setjið þær í kæliskápinn í um það bil 1 klst.

Bakið þessar kúlur í um það bil 25 mínútur, snúið þeim við hálfa eldunartímann. Verði þér að góðu!

Ristað pipar og tómatdýfa

(Tilbúið eftir um það bil 35 mínútur | Geymir 10)

Hver skammtur: Kaloríur: 90; Fita: 5,7g; Kolvetni: 8,5g; Prótein: 1,9g

Hráefni

4 rauðar paprikur

4 tómatar

4 matskeiðar ólífuolía

1 rauðlaukur saxaður

4 hvítlauksgeirar

4 aura niðursoðnar kjúklingabaunir, tæmd

Sjávarsalt og malaður svartur pipar, eftir smekk

Heimilisföng

Byrjaðu á því að forhita ofninn þinn í 400 gráður F.

Raðið papriku og tómötum á bökunarpappírsklædda ofnplötu. Bakið í um það bil 30 mínútur; afhýðið paprikuna og flytjið í matvinnsluvélina ásamt ristuðu tómötunum.

Hitaðu á meðan 2 matskeiðar af ólífuolíu á pönnu yfir miðlungsháum hita. Steikið lauk og hvítlauk í um það bil 5 mínútur eða þar til það er mjúkt.

Bætið steiktu grænmetinu í matvinnsluvélina. Bætið við kjúklingabaunum, salti, pipar og ólífuolíu sem eftir er; vinnið þar til rjómakennt og slétt.

Verði þér að góðu!

Klassískt veislumix

(Tilbúið eftir um 1 klukkustund og 5 mínútur | Geymir 15)

Hver skammtur: Kaloríur: 290; Fita: 12,2g; Kolvetni: 39g; Prótein: 7,5g

Hráefni

5 bollar vegan maískorn

3 bollar vegan kringlur

1 bolli ristaðar möndlur

1/2 bolli ristað pepitas

1 matskeið næringarger

1 matskeið balsamik edik

1 matskeið sojasósa

1 tsk hvítlauksduft

1/3 bolli vegan smjör

Heimilisföng

Byrjaðu á því að forhita ofninn þinn í 250 gráður F. Klæddu stóra bökunarplötu með smjörpappír eða Silpat mottu.

Blandið morgunkorni, kringlum, möndlum og pepitas saman í skál.

Bræðið restina af hráefninu í litlum potti við vægan hita. Hellið sósu yfir korn-hnetublönduna.

Bakið í um það bil 1 klukkustund, hrærið á 15 mínútna fresti, þar til það er gullið og ilmandi. Færið yfir á vírgrind til að kólna alveg. Verði þér að góðu!

Hvítlaukur og ólífuolía crostini

(Tilbúið eftir um það bil 10 mínútur | 4 þjóna)

Hver skammtur: Hitaeiningar: 289; Fita: 8,2g; Kolvetni: 44,9g; Prótein: 9,5g

Hráefni

- 1 baguette af heilhveiti, skorið í sneiðar
- 4 matskeiðar extra virgin ólífuolía
- 1/2 tsk sjávarsalt
- 3 hvítlauksgeirar, skornir í tvennt

Heimilisföng

Forhitaðu grillið þitt.

Penslið hverja brauðsneið með ólífuolíu og stráið sjávarsalti yfir. Setjið undir forhitaða kál í um það bil 2 mínútur eða þar til það er létt ristað.

Nuddið hverja brauðsneið með hvítlauknum og berið fram. Verði þér að góðu!

Klassískar vegan kjötbollur

(Tilbúið eftir um það bil 15 mínútur | Afgreiðsla 4)

Hver skammtur: Hitaeiningar: 159; Fita: 9,2g; Kolvetni: 16,3g; Prótein: 2,9g

Hráefni

1 bolli hýðishrísgrjón, soðin og kæld

1 bolli niðursoðnar eða soðnar nýrnabaunir, tæmdar

1 tsk hakkað ferskur hvítlaukur

1 lítill laukur saxaður

Sjávarsalt og malaður svartur pipar, eftir smekk

1/2 tsk cayenne pipar

1/2 tsk reykt paprika

1/2 tsk kóríanderfræ

1/2 tsk kóríander sinnepsfræ

2 matskeiðar ólífuolía

Heimilisföng

Blandið öllu hráefninu nema ólífuolíu vel saman í skál. Blandið saman til að blandast vel saman, mótið síðan blönduna í jafnar kúlur með olíuboruðum höndum.

Næst skaltu hita ólífuolíuna á pönnu sem ekki er stafur yfir miðlungshita. Þegar þær eru heitar, steikið kjötbollurnar í um það bil 10 mínútur þar til þær eru gullinbrúnar á öllum hliðum.

Berið fram með kokteilstangum og njótið!

Balsamic ristuð pastinip

(Tilbúið eftir um það bil 30 mínútur | Afgreiðsla 6)

Hver skammtur: Kaloríur: 174; Fita: 9,3g; Kolvetni: 22,2g; Prótein: 1,4g

Hráefni

1 ½ pund pastinak, skorin í teninga

1/4 bolli ólífuolía

1/4 bolli balsamik edik

1 tsk af Dijon sinnepi

1 tsk af fennelfræjum

Sjávarsalt og malaður svartur pipar, eftir smekk

1 tsk Miðjarðarhafs kryddblanda

Heimilisföng

Blandið öllu hráefninu saman í hrærivélarskál þar til parsnipan er vel húðuð.

Steikið pastinipurnar í forhituðum 400 gráðu heitum ofni í um það bil 30 mínútur, hrærið í hálfa eldunartímann.

Berið fram við stofuhita og njótið!

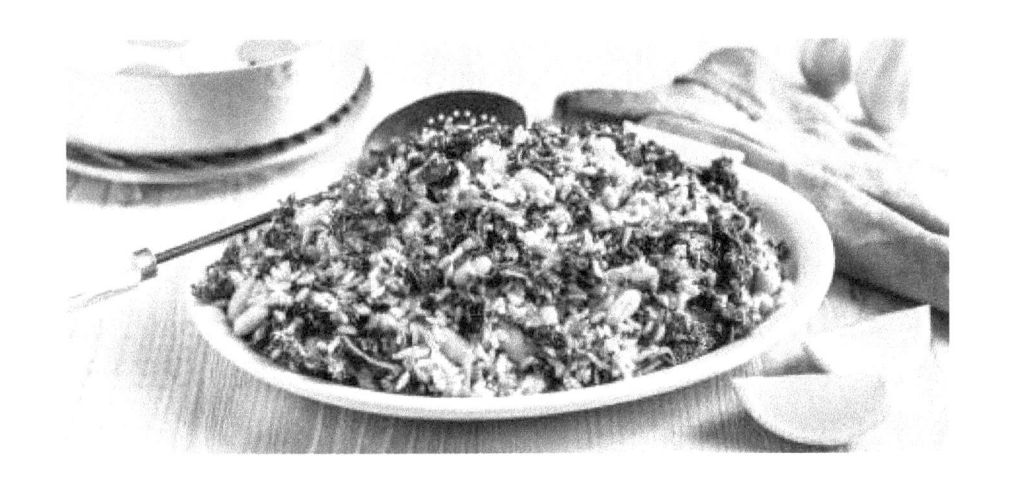

Hefðbundin Baba Ganoush

(Tilbúið eftir um það bil 25 mínútur | Geymir 8)

Hver skammtur: Hitaeiningar: 104; Fita: 8,2g; Kolvetni: 5,3g; Prótein: 1,6g

Hráefni

1 pund eggaldin, skorið í sneiðar

1 tsk gróft sjávarsalt

3 matskeiðar ólífuolía

3 matskeiðar ferskur sítrónusafi

2 hvítlauksrif söxuð

3 matskeiðar af tahini

1/4 tsk malaður negull

1/2 tsk malað kúmen

2 matskeiðar saxuð fersk steinselja

Heimilisföng

Nuddið sjávarsalti yfir eggaldinsneiðarnar. Settu þau síðan í sigti og láttu standa í um það bil 15 mínútur; tæmdu, skolaðu og þurrkaðu með eldhúsþurrkum.

Grillið eggaldin þar til húðin verður svört; Flysjið eggaldinið og setjið það í skál matvinnsluvélarinnar.

Bætið við ólífuolíu, lime safa, hvítlauk, tahini, negul og kúmeni. Blandið þar til allt hefur blandast vel saman.

Skreytið með fersku steinseljulaufi og njótið!

Hnetusmjörsbitar

(Tilbúið eftir um það bil 5 mínútur | Geymir 2)

Hver skammtur: Kaloríur: 143; Fita: 3,9g; Kolvetni: 26,3g; Prótein: 2,6g

Hráefni

8 ferskar döðlur, skornar í sundur og skornar í tvennt

8 teskeiðar af hnetusmjöri

1/4 tsk malaður kanill

Heimilisföng

Skiptið hnetusmjörinu á milli helminga döðlanna.

Stráið kanil yfir og berið fram strax. Verði þér að góðu!

ristuð blómkálsdýfa

(Tilbúið eftir um það bil 30 mínútur | Geymir 7)

Hver skammtur: Kaloríur: 142; Fita: 12,5g; Kolvetni: 6,3g; Prótein: 2,9g

Hráefni

1 pund blómkálsblóm

1/4 bolli ólífuolía

4 matskeiðar af tahini

1/2 tsk paprika

Sjávarsalt og malaður svartur pipar, eftir smekk

2 matskeiðar ferskur lime safi

2 hvítlauksrif söxuð

Heimilisföng

Byrjaðu á því að forhita ofninn í 420 gráður F. Kasta blómkálsblómunum með ólífuolíu og settu á bökunarpappírsklædda ofnplötu.

Bakið í um 25 mínútur eða þar til mjúkt.

Maukið síðan blómkálið saman við restina af hráefninu og bætið matreiðsluvökvanum út í eftir þörfum.

Dreypið smá ólífuolíu til viðbótar, ef vill. Verði þér að góðu!

auðveldar kúrbítsrúllur

(Tilbúið eftir um það bil 10 mínútur | Skammtar 5)

Hver skammtur: Hitaeiningar: 99; Fita: 4,4g; Kolvetni: 12,1g; Prótein: 3,1g

Hráefni

1 bolli hummus, helst heimabakað

1 meðalstór tómatur saxaður

1 tsk sinnep

1/4 tsk oregano

1/2 tsk cayenne pipar

Sjávarsalt og malaður svartur pipar, eftir smekk

1 stór kúrbít, skorinn í strimla

2 matskeiðar söxuð fersk basilíka

2 matskeiðar saxuð fersk steinselja

Heimilisföng

Í skál, blandaðu hummus, tómötum, sinnepi, oregano, cayenne pipar, salti og svörtum pipar saman þar til það hefur blandast vel saman.

Skiptið fyllingunni á milli kúrbítsstrimlanna og dreifið jafnt yfir. Rúllið kúrbítunum upp og skreytið með ferskri basil og steinselju.

Verði þér að góðu!

Chipotle kartöflulögur

(Tilbúið eftir um það bil 45 mínútur | 4 þjóna)

Hver skammtur: Hitaeiningar: 186; Fita: 7,1g; Kolvetni: 29,6g; Prótein: 2,5g

Hráefni

4 miðlungs sætar kartöflur, skrældar og skornar í sneiðar

2 matskeiðar af hnetuolíu

Sjávarsalt og malaður svartur pipar, eftir smekk

1 tsk chipotle chili duft

1/4 tsk malað pipar

1 tsk púðursykur

1 tsk þurrkað rósmarín

Heimilisföng

Blandið sætum kartöflufrönskum saman við afganginn af hráefninu.

Bakaðu kartöflurnar þínar við 375 gráður F í um það bil 45 mínútur eða þar til gullbrúnt; passaðu að hræra í frönskunum einu sinni eða tvisvar.

Berið fram með uppáhalds dýfingarsósunni þinni, ef vill. Verði þér að góðu!

Cannellini baunasósa

(Tilbúið eftir um það bil 10 mínútur | Afgreiðsla 6)

Hver skammtur: Kaloríur: 123; Fita: 4,5g; Kolvetni: 15,6g; Prótein: 5,6g

Hráefni

10 aura niðursoðnar cannellini baunir, tæmd

1 hakkað hvítlauksrif

2 ristaðar paprikur, skornar í sneiðar

Nýmalaður sjósvartur pipar, eftir smekk

1/2 tsk malað kúmen

1/2 tsk sinnepsfræ

1/2 tsk maluð lárviðarlauf

3 matskeiðar af tahini

2 matskeiðar fersk ítalsk steinselja, söxuð

Heimilisföng

Setjið allt hráefni nema steinselju í skálina á hrærivélinni eða matvinnsluvélinni. Blitz þar til það hefur blandast vel saman.

Færið sósuna yfir í skál og skreytið með ferskri steinselju.

Berið fram með pítubátum, tortilla flögum eða grænmetisstöngum, ef vill. Njóttu!

Kryddbrennt blómkál

(Tilbúið eftir um það bil 25 mínútur | Afgreiðsla 6)

Hver skammtur: Kaloríur: 115; Fita: 9,3g; Kolvetni: 6,9g; Prótein: 5,6g

Hráefni

1 ½ pund blómkálsblóm

1/4 bolli ólífuolía

4 matskeiðar eplaedik

2 hvítlauksrif, pressuð

1 tsk þurrkuð basil

1 tsk þurrkað oregano

Sjávarsalt og malaður svartur pipar, eftir smekk

Heimilisföng

Byrjaðu á því að forhita ofninn þinn í 420 gráður F.

Kasta blómkálsblómum með restinni af hráefninu.

Raðið blómkálsblómunum á bökunarpappírsklædda ofnplötu. Bakið blómkálsblómin í forhituðum ofni í um 25 mínútur eða þar til þau eru aðeins kulnuð.

Verði þér að góðu!

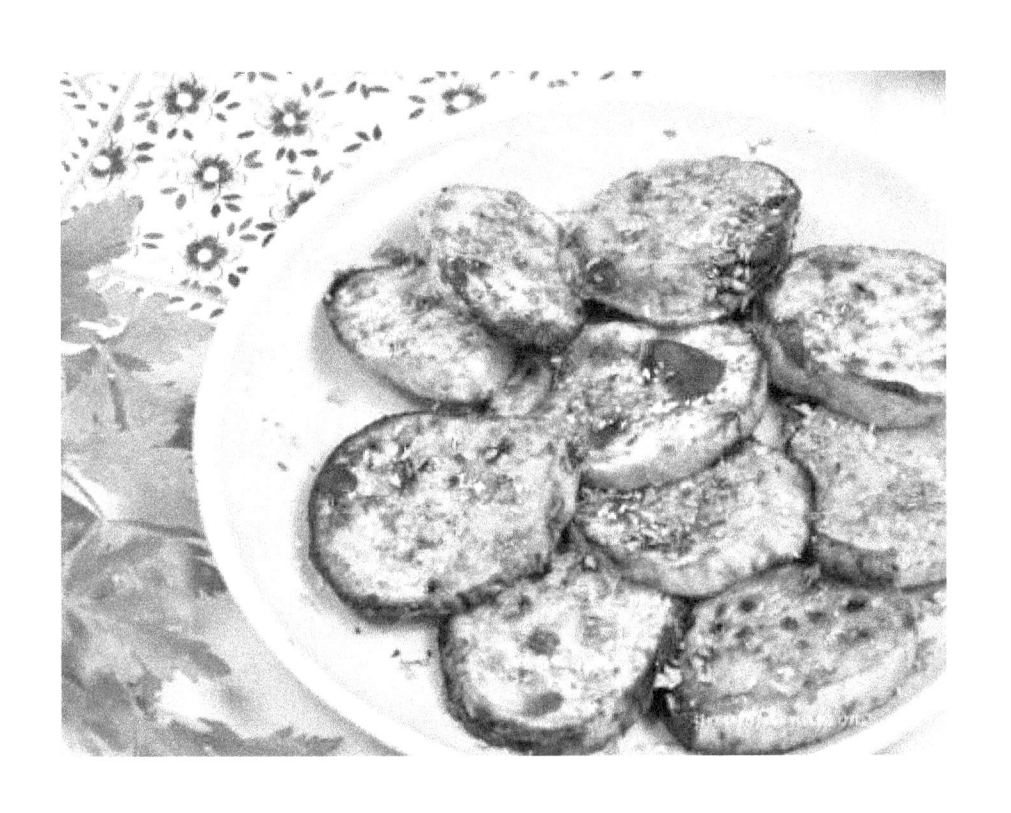

Auðvelt líbanskt Toum

(Tilbúið eftir um það bil 10 mínútur | Afgreiðsla 6)

Hver skammtur: Kaloríur: 252; Fita: 27g; Kolvetni: 3,1g; Prótein: 0,4g

Hráefni

2 hvítlaukshausar

1 tsk gróft sjávarsalt

1 ½ bolli ólífuolía

1 nýpressuð sítróna

2 bollar gulrætur, skornar í eldspýtustangir

Heimilisföng

Maukið hvítlauksrif og salt í matvinnsluvélinni á háhraða blandara þar til það er rjómakennt og slétt, skafið niður hliðarnar á skálinni.

Bætið ólífuolíunni og sítrónusafanum smám saman og hægt út í og skiptið á milli þessara tveggja hráefna til að búa til dúnkennda sósu.

Blandið þar til sósan þykknar. Berið fram með gulrótarstöngum og njótið!

Avókadó með krydduðum engiferdressingu

(Tilbúið eftir um það bil 10 mínútur | 4 þjóna)

Hver skammtur: Hitaeiningar: 295; Fita: 28,2g; Kolvetni: 11,3g; Prótein: 2,3g

Hráefni

2 avókadó, skorin í sundur og skorin í tvennt

1 hvítlauksgeiri, pressaður

1 tsk ferskt engifer, afhýtt og saxað

2 matskeiðar balsamik edik

4 matskeiðar extra virgin ólífuolía

Kosher salt og malaður svartur pipar, eftir smekk

Heimilisföng

Raðið avókadóhelmingunum á framreiðsludisk.

Blandið hvítlauk, engifer, ediki, ólífuolíu, salti og svörtum pipar saman í lítilli skál. Skiptið sósunni á milli avókadóhelminganna.

Verði þér að góðu!

Kjúklingabaunasnakk blanda

(Tilbúið eftir um 30 mínútur | Skammtar 8)

Hver skammtur: Kaloríur: 109; Fita: 7,9g; Kolvetni: 7,4g; Prótein: 3,4g

Hráefni

1 bolli ristaðar kjúklingabaunir, tæmdar

2 matskeiðar brædd kókosolía

1/4 bolli hrá graskersfræ

1/4 bolli hrár valhnetuhelmingur

1/3 bolli þurrkuð kirsuber

Heimilisföng

Þurrkaðu kjúklingabaunirnar með pappírshandklæði. Dreifið kjúklingabaununum með kókosolíu.

Steikið kjúklingabaunirnar í forhituðum 380 gráðu heitum ofni í um það bil 20 mínútur, hrærið einu sinni eða tvisvar.

Blandið kjúklingabaununum saman við graskersfræin og valhnetuhelmingana. Haltu áfram að baka þar til pekanhnetur eru ilmandi, um 8 mínútur; látið kólna alveg.

Bætið þurrkuðum kirsuberjum út í og hrærið saman. Verði þér að góðu!

Muhammarasósa með ívafi

(Tilbúið á um 35 mínútum | Skammtar 9)

Hver skammtur: Kaloríur: 149; Fita: 11,5g; Kolvetni: 8,9g; Prótein: 2,4g

Hráefni

3 rauðar paprikur

5 matskeiðar ólífuolía

2 hvítlauksrif söxuð

1 saxaður tómatur

3/4 bolli brauðrasp

2 matskeiðar af melassa

1 tsk malað kúmen

1/4 ristuð sólblómafræ

1 Maras pipar, saxaður

2 matskeiðar af tahini

Sjávarsalt og rauður pipar, eftir smekk

Heimilisföng

Byrjaðu á því að forhita ofninn þinn í 400 gráður F.

Setjið paprikuna í bökunarform sem er klætt með bökunarpappír. Bakið í um það bil 30 mínútur; afhýðið paprikuna og flytjið í matvinnsluvélina.

Hitaðu á meðan 2 matskeiðar af ólífuolíu á pönnu yfir miðlungsháum hita. Steikið hvítlauk og tómata í um það bil 5 mínútur eða þar til þeir eru mjúkir.

Bætið steiktu grænmetinu í matvinnsluvélina. Bætið restinni af hráefnunum út í og vinnið þar til rjómakennt og slétt.

Verði þér að góðu!

Spínat, kjúklingabaunir og hvítlaukscrostini

(Tilbúið eftir um það bil 10 mínútur | Afgreiðsla 6)

Hver skammtur: Kaloríur: 242; Fita: 6,1g; Kolvetni: 38,5g; Prótein: 8,9g

Hráefni

1 baguette, sneið

4 matskeiðar extra virgin ólífuolía

Sjávarsalt og rauður pipar, til að krydda

3 hvítlauksrif söxuð

1 bolli soðnar kjúklingabaunir, tæmdar

2 bollar spínat

1 matskeið ferskur sítrónusafi

Heimilisföng

Forhitaðu grillið þitt.

Penslið brauðsneiðarnar með 2 msk af ólífuolíu og stráið sjávarsalti og rauðum piparflögum yfir. Setjið undir forhitaða kál í um það bil 2 mínútur eða þar til það er létt ristað.

Blandaðu saman hvítlauk, kjúklingabaunum, spínati, sítrónusafa og 2 matskeiðar ólífuolíu sem eftir eru í skál.

Hellið kjúklingabaunablöndunni yfir hvert ristað brauð. Verði þér að góðu!

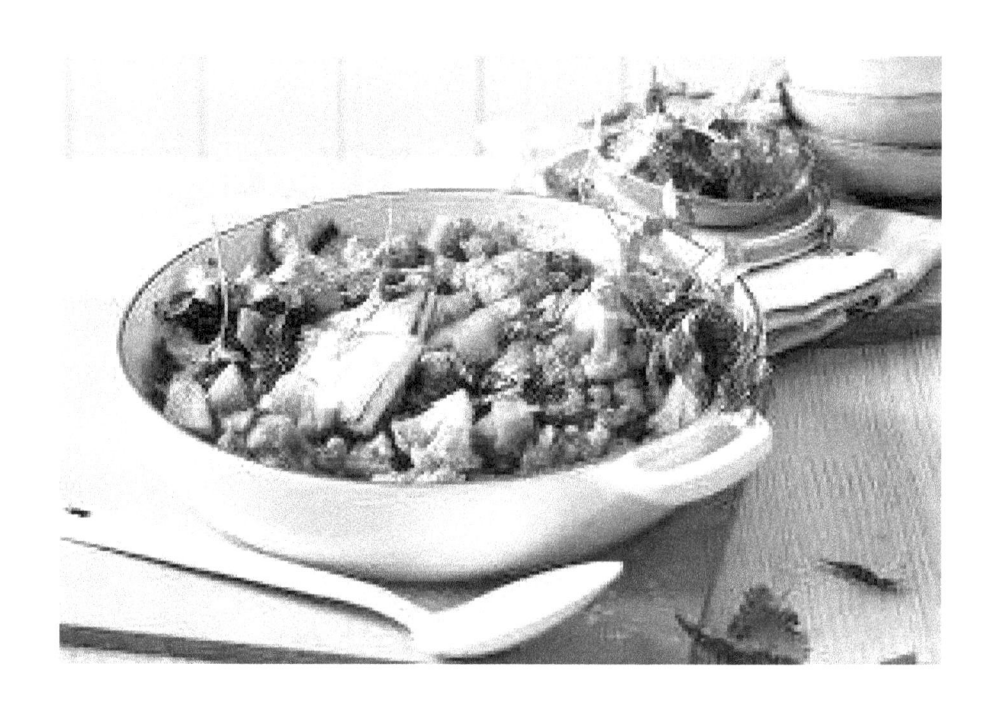

Sveppir "Kjötbollur" og Cannellini baunir

(Tilbúið eftir um það bil 15 mínútur | Afgreiðsla 4)

Hver skammtur: Kaloríur: 195; Fita: 14,1g; Kolvetni: 13,2g; Prótein: 3,9g

Hráefni

4 matskeiðar ólífuolía

1 bolli saxaðir sveppir

1 saxaður skalottlaukur

2 hvítlauksrif, söxuð

1 bolli niðursoðnar eða soðnar cannellini baunir, tæmdar

1 bolli soðið kínóa

Sjávarsalt og malaður svartur pipar, eftir smekk

1 tsk reykt paprika

1/2 tsk rauðar piparflögur

1 tsk sinnepsfræ

1/2 tsk þurrkað dill

Heimilisföng

Hitið 2 matskeiðar af ólífuolíu á pönnu sem ekki er stafur. Þegar það er heitt, eldið sveppi og skalottlaukur í 3 mínútur eða þar til þeir eru mjúkir.

Bætið hvítlauknum, baunum, kínóa og kryddi saman við. Blandið saman til að blandast vel saman, mótið síðan blönduna í jafnar kúlur með olíuboruðum höndum.

Næst skaltu hita þær 2 matskeiðar sem eftir eru af ólífuolíu á pönnu sem ekki er stafur á miðlungshita. Þegar þær eru heitar, steikið kjötbollurnar í um það bil 10 mínútur þar til þær eru gullinbrúnar á öllum hliðum.

Berið fram með kokteilstöngum. Verði þér að góðu!

Gúrkuhringir með hummus

(Tilbúið eftir um það bil 10 mínútur | Afgreiðsla 6)

Hver skammtur: Kaloríur: 88; Fita: 3,6g; Kolvetni: 11,3g; Prótein: 2,6g

Hráefni

1 bolli hummus, helst heimabakað

2 stórir tómatar, skornir í teninga

1/2 tsk rauðar piparflögur

Sjávarsalt og malaður svartur pipar, eftir smekk

2 enskar gúrkur, sneiddar

Heimilisföng

Skiptið hummus sósunni á gúrkusneiðarnar.

Toppaðu þá með tómötum; stráið rauðum piparflögum, salti og svörtum pipar yfir hverja gúrku.

Berið fram mjög kalt og njótið!

Fylltir Jalapeno bitar

(Tilbúið eftir um það bil 15 mínútur | Afgreiðsla 6)

Hver skammtur: Kaloríur: 108; Fita: 6,6g; Kolvetni: 7,3g; Prótein: 5,3g

Hráefni

1/2 bolli hrá sólblómafræ, lögð í bleyti yfir nótt og tæmd

4 matskeiðar saxaður graslaukur

1 tsk hakkaður hvítlaukur

3 matskeiðar næringarger

1/2 bolli af laukkremi

1/2 tsk cayenne pipar

1/2 tsk sinnepsfræ

12 jalapeños, skornir í tvennt og fræhreinsaðar

1/2 bolli af brauðrasp

Heimilisföng

Blandaðu saman hráum sólblómafræjum, vorlauk, hvítlauk, næringargeri, súpu, cayennepipar og sinnepsfræjum í matvinnsluvélinni þinni eða háhraðablöndunartækinu þar til þau blandast vel saman.

Hellið blöndunni í jalapeños og hyljið þá með brauðmylsnu.

Bakið í forhituðum 400 gráðu heitum ofni í um það bil 13 mínútur eða þar til paprikan mýkjast. Berið fram heitt.

Verði þér að góðu!

Mexíkóskir laukhringar

(Tilbúið eftir um það bil 35 mínútur | Afgreiðsla 6)

Hver skammtur: Kaloríur: 213; Fita: 10,6g; Kolvetni: 26,2g; Prótein: 4,3g

Hráefni

2 meðalstórir laukar, skornir í hringi

1/4 bolli alhliða hveiti

1/4 bolli speltmjöl

1/3 bolli hrísgrjónamjólk, ósykrað

1/3 bolli öl

Sjávarsalt og malaður svartur pipar, til að krydda

1/2 tsk cayenne pipar

1/2 tsk sinnepsfræ

1 bolli tortilla flögur, muldar

1 matskeið ólífuolía

Heimilisföng

Byrjaðu á því að forhita ofninn þinn í 420 gráður F.

Í grunnri skál, þeytið saman hveiti, mjólk og bjór.

Í annarri grunnri skál, blandaðu kryddi með muldum tortilla flögum. Dýptu laukhringum í hveitiblöndu.

Veltið þeim síðan yfir kryddblönduna og þrýstið niður til að hjúpa vel.

Setjið laukhringina í bökunarform klætt með bökunarpappír. Penslið með ólífuolíu og bakið í um það bil 30 mínútur. Verði þér að góðu!

Ristað rótargrænmeti

(Tilbúið eftir um það bil 35 mínútur | Afgreiðsla 6)

Hver skammtur: Hitaeiningar: 261; Fita: 18,2g; Kolvetni: 23,3g; Prótein: 2,3g

Hráefni

1/4 bolli ólífuolía

2 gulrætur, skrældar og skornar í 1 ½ tommu bita

2 parsnips, skrældar og skornar í 1 ½ tommu bita

1 sellerístilkur, afhýddur og skorinn í 1 ½ tommu bita

1 pund sætar kartöflur, skrældar og skornar í 1 ½ tommu bita

1/4 bolli ólífuolía

1 tsk sinnepsfræ

1/2 tsk basil

1/2 tsk oregano

1 tsk rauð paprika flögur

1 tsk þurrkað timjan

Sjávarsalt og malaður svartur pipar, eftir smekk

Heimilisföng

Hrærið grænmetið með restinni af hráefninu þar til það er vel húðað.

Steikið grænmetið í forhituðum 400 gráðu heitum ofni í um það bil 35 mínútur, hrærið í hálfa eldunartímann.

Smakkið til, stillið krydd og berið fram heitt. Verði þér að góðu!

Hummus ídýfa að indverskum stíl

(Tilbúið eftir um það bil 10 mínútur | Afgreiðsla 10)

Hver skammtur: Hitaeiningar: 171; Fita: 10,4g; Kolvetni: 15,3g; Prótein: 5,4g

Hráefni

20 aura niðursoðnar eða soðnar kjúklingabaunir, tæmdar

1 tsk skorinn hvítlaukur

1/4 bolli tahini

1/4 bolli ólífuolía

1 nýkreistur lime

1/4 teskeið af túrmerik

1/2 tsk kúmenduft

1 tsk karrýduft

1 tsk kóríanderfræ

1/4 bolli fljótandi kjúklingabaunir, eða meira eftir þörfum

2 matskeiðar ferskt kóríander, saxað

Heimilisföng

Blandið kjúklingabaunum, hvítlauk, tahini, ólífuolíu, lime, túrmerik, kúmeni, karrýdufti og kóríanderfræjum saman í blandara eða matvinnsluvél.

Blandið saman þar til þú vilt hafa það, bætið kjúklingabaunavökvanum smám saman við.

Settu í kæli þar til þú ert tilbúinn til að bera fram. Skreytið með fersku kóríander.

Berið fram með naan brauði eða grænmetisstöngum, ef vill. Verði þér að góðu!

Ristað bauna- og gulrótardýfa

(Tilbúið eftir um það bil 55 mínútur | Geymir 10)

Hver skammtur: Kaloríur: 121; Fita: 8,3g; Kolvetni: 11,2g; Prótein: 2,8g

Hráefni

1 ½ pund gulrætur, saxaðar

2 matskeiðar ólífuolía

4 matskeiðar af tahini

8 aura niðursoðnar cannellini baunir, tæmd

1 tsk hakkaður hvítlaukur

2 matskeiðar sítrónusafi

2 matskeiðar sojasósa

Sjávarsalt og malaður svartur pipar, eftir smekk

1/2 tsk paprika

1/2 tsk þurrkað dill

1/4 bolli ristað pepitas

Heimilisföng

Byrjaðu á því að forhita ofninn þinn í 390 gráður F. Klæddu bökunarplötu með bökunarpappír.

Nú skaltu henda gulrótunum með ólífuolíu og setja þær á tilbúna bökunarplötu.

Grillið gulrætur í um 50 mínútur eða þar til þær eru meyrar. Flyttu ristuðu gulræturnar yfir í skál matvinnsluvélarinnar.

Bætið við tahini, baunum, hvítlauk, sítrónusafa, sojasósu, salti, svörtum pipar, papriku og dilli. Vinnið þar til sósan þín er rjómalöguð og slétt.

Skreytið með ristuðum pepitas og berið fram með pottunum að eigin vali. Verði þér að góðu!

Fljótlegt og auðvelt kúrbítssushi

(Tilbúið eftir um það bil 10 mínútur | Skammtar 5)

Hver skammtur: Kaloríur: 129; Fita: 6,3g; Kolvetni: 15,9g; Prótein: 2,5g

Hráefni

1 bolli af soðnum hrísgrjónum

1 rifin gulrót

1 lítill laukur rifinn

1 avókadó, saxað

1 hakkað hvítlauksrif

Sjávarsalt og malaður svartur pipar, eftir smekk

1 meðalstór kúrbít, skorinn í strimla

Wasabi sósa, til framreiðslu

Heimilisföng

Blandið saman hrísgrjónum, gulrótum, lauk, avókadó, hvítlauk, salti og svörtum pipar vel í skál.

Skiptið fyllingunni á milli kúrbítsstrimlanna og dreifið jafnt yfir. Rúllið kúrbítnum upp og berið fram með Wasabi sósu.

Verði þér að góðu!

Kirsuberjatómatar með hummus

(Tilbúið eftir um það bil 10 mínútur | Skammtar 8)

Hver skammtur: Hitaeiningar: 49; Fita: 2,5g; Kolvetni: 4,7g; Prótein: 1,3g

Hráefni

1/2 bolli hummus, helst heimagerður

2 matskeiðar vegan majónesi

1/4 bolli saxaður graslaukur

16 kirsuberjatómatar, fjarlægðu deigið

2 matskeiðar saxað ferskt kóríander

Heimilisföng

Blandið hummus, majónesi og lauknum vel saman í skál.

Skiptið hummusblöndunni á milli tómatanna. Skreytið með fersku kóríander og berið fram.

Verði þér að góðu!

Ofnsteiktir sveppir

(Tilbúið eftir um það bil 20 mínútur | 4 þjóna)

Hver skammtur: Kaloríur: 136; Fita: 10,5g; Kolvetni: 7,6g; Prótein: 5,6g

Hráefni

1 ½ pund sveppir, hreinsaðir

3 matskeiðar ólífuolía

3 hvítlauksrif söxuð

1 tsk þurrkað oregano

1 tsk þurrkuð basil

1/2 tsk þurrkað rósmarín

Kosher salt og malaður svartur pipar, eftir smekk

Heimilisföng

Blandið sveppum saman við afganginn af hráefninu.

Setjið sveppina á bökunarplötu klædda bökunarpappír.

Bakið sveppi í forhituðum 420 gráðu heitum ofni í um það bil 20 mínútur eða þar til þeir eru mjúkir og ilmandi.

Raðið sveppunum á fat og berið fram með kokteilstöngum. Verði þér að góðu!

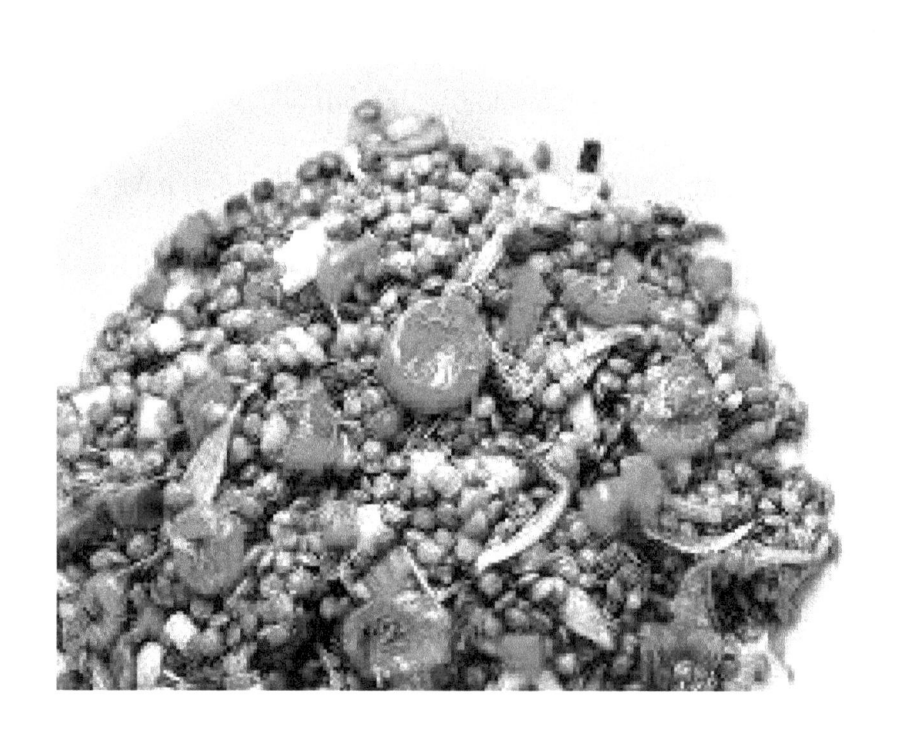

Ostandi grænkálsflögur

(Tilbúið eftir um 1 klukkustund og 30 mínútur | Afgreiðsla 6)

Hver skammtur: Kaloríur: 121; Fita: 7,5g; Kolvetni: 8,4g; Prótein: 6,5g

Hráefni

1/2 bolli sólblómafræ, lögð í bleyti yfir nótt og tæmd

1/2 bolli kasjúhnetur, lagðar í bleyti yfir nótt og tæmdar

1/3 bolli næringarger

2 matskeiðar sítrónusafi

1 tsk laukduft

1 tsk hvítlauksduft

1 tsk paprika

Sjávarsalt og malaður svartur pipar, eftir smekk

1/2 bolli af vatni

4 bollar grænkál, skorið í bita

Heimilisföng

Blandaðu hráu sólblómafræjunum, kasjúhnetum, næringargeri, sítrónusafa, laukdufti, hvítlauksdufti, papriku, salti, möluðum svörtum pipar og vatni í matvinnsluvélinni þinni eða háhraðablöndunartækinu þar til það hefur blandast vel saman.

Hellið blöndunni yfir grænkálsblöðin og hrærið þar til það er vel húðað.

Bakið í 220 gráðu heitum ofni í um það bil 1 klukkustund og 30 mínútur eða þar til það er stökkt.

Verði þér að góðu!

Avókadóbátar með hummus

(Tilbúið eftir um það bil 10 mínútur | 4 þjóna)

Hver skammtur: Kaloríur: 297; Fita: 21,2g; Kolvetni: 23,9g; Prótein: 6g

Hráefni

1 matskeið ferskur sítrónusafi

2 þroskuð avókadó, skorin í tvennt og gróf

8 aura af hummus

1 hakkað hvítlauksrif

1 meðalstór tómatur saxaður

Sjávarsalt og malaður svartur pipar, eftir smekk

1/2 tsk túrmerikduft

1/2 tsk cayenne pipar

1 matskeið af tahini

Heimilisföng

Dreypið ferskum sítrónusafa yfir avókadóhelmingana.

Blandið saman hummus, hvítlauk, tómötum, salti, svörtum pipar, túrmerikdufti, cayennepipar og tahini. Hellið fyllingunni í avókadóin þín.

Berið fram strax.

Nacho fylltir sveppir

(Tilbúið eftir um það bil 25 mínútur | Geymir 5)

Hver skammtur: Kaloríur: 210; Fita: 13,4g; Kolvetni: 17,7g; Prótein: 6,9g

Hráefni

1 bolli tortilla flögur, muldar

1 bolli soðnar eða niðursoðnar svartar baunir, tæmdar

4 matskeiðar vegan smjör

2 matskeiðar af tahini

4 matskeiðar saxaður graslaukur

1 tsk hakkaður hvítlaukur

1 jalapenó hakkað

1 teskeið af mexíkósku oregano

1 tsk af cayenne pipar

Sjávarsalt og malaður svartur pipar, eftir smekk

15 meðalstórir sveppir, hreinsaðir, án stilks

Heimilisföng

Blandið öllu hráefninu, nema sveppunum, vandlega saman í blöndunarskál.

Skiptið nachoblöndunni á milli sveppanna.

Bakið í forhituðum 350 gráðu heitum ofni í um 20 mínútur eða þar til mjúkt og eldað í gegn. Verði þér að góðu!

Salatpakkar með hummus og avókadó

(Tilbúið eftir um það bil 10 mínútur | Afgreiðsla 6)

Hver skammtur: Kaloríur: 115; Fita: 6,9g; Kolvetni: 11,6g; Prótein: 2,6g

Hráefni

1/2 bolli hummus

1 saxaður tómatur

1 rifin gulrót

1 meðalstórt avókadó, skorið og skorið í teninga

1 tsk hvítt edik

1 tsk sojasósa

1 tsk agave síróp

1 msk Sriracha sósa

1 tsk hakkaður hvítlaukur

1 tsk nýrifinn engifer

Kosher salt og malaður svartur pipar, eftir smekk

1 höfuðsmjörsalat, skipt í blöð

Heimilisföng

Blandið hummus, tómötum, gulrótum og avókadó vel saman. Blandið saman hvítu ediki, sojasósu, agavesírópi, Sriracha sósu, hvítlauk, engifer, salti og svörtum pipar.

Skiptið fyllingunni á milli salatlaufa, rúllið þeim upp og berið fram með sósu til hliðar.

Verði þér að góðu!

Brennt rósakál

(Tilbúið eftir um það bil 35 mínútur | Afgreiðsla 6)

Hver skammtur: Kaloríur: 151; Fita: 9,6g; Kolvetni: 14,5g; Prótein: 5,3g

Hráefni

2 pund rósakál

1/4 bolli ólífuolía

Gróft sjávarsalt og malaður svartur pipar, eftir smekk

1 tsk rauð paprika flögur

1 tsk þurrkað oregano

1 tsk þurrkuð steinselja

1 tsk sinnepsfræ

Heimilisföng

Hrærið rósakál með restinni af hráefnunum þar til það er vel húðað.

Steikið grænmetið í forhituðum 400 gráðu heitum ofni í um það bil 35 mínútur, hrærið í hálfa eldunartímann.

Smakkið til, stillið krydd og berið fram heitt. Verði þér að góðu!

Poblano sætkartöflupoppar

(Tilbúið eftir um það bil 25 mínútur | Geymir 7)

Hver skammtur: Kaloríur: 145; Fita: 3,6g; Kolvetni: 24,9g; Prótein: 5,3g

Hráefni

1/2 pund blómkál, snyrt og skorið í teninga

1 pund sætar kartöflur, skrældar og skornar í teninga

1/2 bolli kasjúmjólk, ósykrað

1/4 bolli vegan majónes

1/2 tsk karrýduft

1/2 tsk cayenne pipar

1/4 tsk þurrkað dill

Svartur pipar úr sjónum og malaður eftir smekk

1/2 bolli ferskt brauðrasp

14 ferskar poblano paprikur, helmingaðar, fræhreinsaðar

Heimilisföng

Gufið blómkál og sætar kartöflur í um það bil 10 mínútur eða þar til þær eru mjúkar. Nú skaltu stappa þeim með kasjúmjólkinni.

Bætið við vegan majónesi, karrýdufti, cayenne pipar, dilli, salti og svörtum pipar.

Hellið blöndunni í paprikurnar og hyljið þær með brauðmylsnu.

Bakið í forhituðum 400 gráðu heitum ofni í um það bil 13 mínútur eða þar til paprikan mýkjast.

Verði þér að góðu!

Bakaðar kúrbítsflögur

(Tilbúið eftir um 1 klukkustund og 30 mínútur | Afgreiðsla 7)

Hver skammtur: Kaloríur: 48; Fita: 4,2g; Kolvetni: 2g; Prótein: 1,7g

Hráefni

1 pund kúrbít, sneið 1/8 tommu þykkt

2 matskeiðar ólífuolía

1/2 tsk þurrkað oregano

1/2 tsk þurrkuð basil

1/2 tsk rauðar piparflögur

Sjávarsalt og malaður svartur pipar, eftir smekk

Heimilisföng

Blandið kúrbítnum saman við afganginn af hráefninu.

Raðið kúrbítssneiðunum í eitt lag á bökunarpappírsklædda ofnplötu.

Bakið við 235 gráður F í um það bil 90 mínútur þar til stökkt og gullið. Kúrbítsflögurnar verða stökkar þegar þær kólna.

Verði þér að góðu!

ekta líbönsk sósa

(Tilbúið eftir um það bil 10 mínútur | Geymir 12)

Hver skammtur: Kaloríur: 117; Fita: 6,6g; Kolvetni: 12,2g; Prótein: 4,3g

Hráefni

2 (15 aura) dósir garbanzo baunir/garbanzo baunir

4 matskeiðar sítrónusafi

4 matskeiðar af tahini

2 matskeiðar ólífuolía

1 tsk engifer-hvítlauksmauk

1 tsk líbansk 7 kryddblanda

Sjávarsalt og malaður svartur pipar, eftir smekk

1/3 bolli fljótandi kjúklingabaunir

Heimilisföng

Blandið kjúklingabaunum, sítrónusafa, tahini, ólífuolíu, engifer-hvítlauksmauki og kryddi saman í blandara eða matvinnsluvél.

Blandið saman þar til þú vilt hafa það, bætið kjúklingabaunavökvanum smám saman við.

Settu í kæli þar til þú ert tilbúinn til að bera fram. Berið fram með grænmetisstöngum, ef vill. Verði þér að góðu!

Vegan haframjöl Kjötbollur

(Tilbúið eftir um það bil 15 mínútur | Afgreiðsla 4)

Hver skammtur: Hitaeiningar: 284; Fita: 10,5g; Kolvetni: 38,2g; Prótein: 10,4g

Hráefni

1 bolli hafraflögur

1 bolli soðnar eða niðursoðnar kjúklingabaunir

2 hvítlauksrif söxuð

1 tsk laukduft

1/2 tsk kúmenduft

1 tsk þurrkaðar steinseljuflögur

1 tsk þurrkuð marjoram

1 msk chiafræ, bleytt með 2 msk vatni

Nokkrar dældir af fljótandi reyk

Sjávarsalt og nýmalaður svartur pipar, eftir smekk

2 matskeiðar ólífuolía

Heimilisföng

Blandið hráefninu vel saman, nema ólífuolíu. Blandið saman til að blandast vel saman, mótið síðan blönduna í jafnar kúlur með olíuboruðum höndum.

Næst skaltu hita ólífuolíuna á pönnu sem ekki er stafur yfir miðlungshita. Þegar þær eru heitar, steikið kjötbollurnar í um það bil 10 mínútur þar til þær eru gullinbrúnar á öllum hliðum.

Raðið kjötbollunum á framreiðsludisk og berið fram með kokteilstöngum. Verði þér að góðu!

Paprikabátar með mangósósu

(Tilbúið eftir um það bil 5 mínútur | Afgreiðsla 4)

Hver skammtur: Hitaeiningar: 74; Fita: 0,5g; Kolvetni: 17,6g; Prótein: 1,6g

Hráefni

1 mangó, afhýtt, skorið og skorið í teninga

1 lítill skalottur, saxaður

2 matskeiðar ferskt kóríander, saxað

1 rauður chili, fræhreinsaður og saxaður

1 matskeið ferskur sítrónusafi

4 paprikur, fræhreinsaðar og skornar í tvennt

Heimilisföng

Blandið vel saman mangó, skalottlaukur, kóríander, rauðri papriku og limesafa.

Hellið blöndunni í helminga papriku og berið fram strax.

Verði þér að góðu!

Kryddaðir rósmarín spergilkál

(Tilbúið eftir um það bil 35 mínútur | Afgreiðsla 6)

Hver skammtur: Kaloríur: 135; Fita: 9,5g; Kolvetni: 10,9g; Prótein: 4,4g

Hráefni

2 pund af spergilkáli

1/4 bolli extra virgin ólífuolía

Sjávarsalt og malaður svartur pipar, eftir smekk

1 tsk engifer-hvítlauksmauk

1 msk hakkað ferskt rósmarín

1/2 tsk sítrónubörkur

Heimilisföng

Hrærið spergilkálið með restinni af hráefnunum þar til það er vel húðað.

Steikið grænmetið í forhituðum 400 gráðu heitum ofni í um það bil 35 mínútur, hrærið í hálfa eldunartímann.

Smakkið til, stillið krydd og berið fram heitt. Verði þér að góðu!

Stökkar bakaðar rófuflögur

(Tilbúið eftir um það bil 35 mínútur | Afgreiðsla 6)

Hver skammtur: Kaloríur: 92; Fita: 9,1g; Kolvetni: 2,6g; Prótein: 0,5g

Hráefni

2 rauðrófur, skrældar og sneiðar 1/8 tommu þykkar

1/4 bolli ólífuolía

Sjávarsalt og malaður svartur pipar, eftir smekk

1/2 tsk rauðar piparflögur

Heimilisföng

Blandið rófusneiðunum saman við afganginn af hráefninu.

Raðið rófusneiðunum í einu lagi á bökunarpappírsklædda ofnplötu.

Bakið við 400 gráður F í um það bil 30 mínútur þar til það er stökkt. Verði þér að góðu!

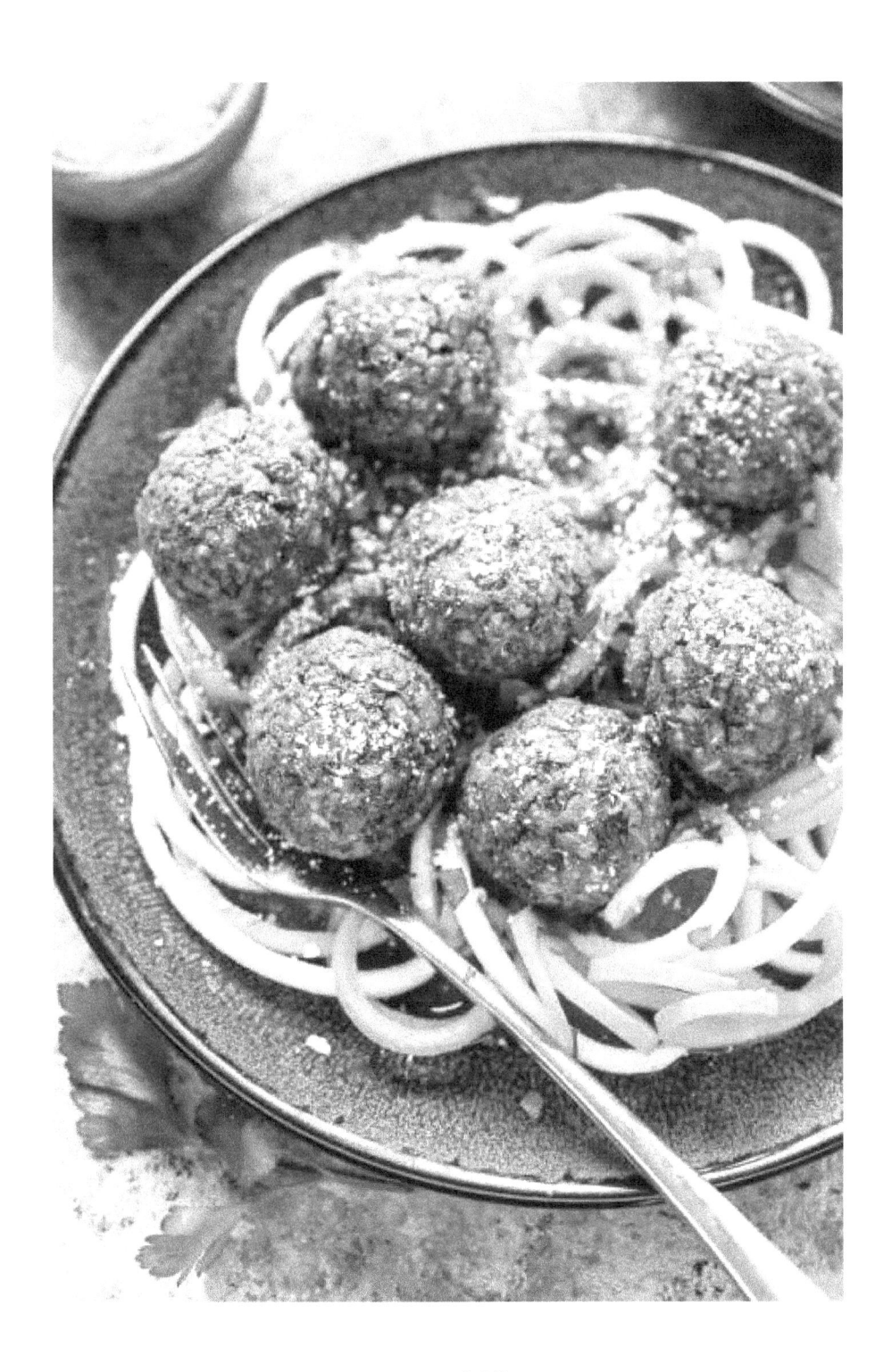

Klassísk grillsósa

(Tilbúið eftir um það bil 5 mínútur | Afgreiðsla 20)

Hver skammtur: Kaloríur: 36; Fita: 0,3g; Kolvetni: 8,6g; Prótein: 0,2g

Hráefni

1 bolli púðursykur

1 bolli tómatsósa

1/4 bolli vínedik

1/3 bolli af vatni

1 matskeið sojasósa

2 matskeiðar sinnepsduft

1 tsk svartur pipar

2 teskeiðar af sjávarsalti

Heimilisföng

Blandið öllu hráefninu saman í blandara eða matvinnsluvél.

Blandið þar til það er einsleitt og slétt.

Verði þér að góðu!

garðajurt sinnep

(Tilbúið eftir um það bil 35 mínútur | Geymir 10)

Hver skammtur: Kaloríur: 34; Fita: 1,6g; Kolvetni: 3,5g; Prótein: 1,3g

Hráefni

1/2 bolli þurrt sinnep

5 matskeiðar sinnepsfræ, möluð

1/4 bolli af vatni

1/4 bolli af bjór

2 matskeiðar sherry edik

1 ½ tsk gróft sjávarsalt

1 msk agavesíróp

1 matskeið þurrkað kóríander

1 matskeið þurrkuð basil

Heimilisföng

Blandið þurru sinnepi, möluðum sinnepsfræjum, vatni og bjór vandlega saman í skál; látið standa í um 30 mínútur.

Bætið restinni af hráefnunum saman við og hrærið til að blandast vel saman.

Látið það hvíla í að minnsta kosti 12 klukkustundir áður en það er borið fram. Verði þér að góðu!

Klassískt heimabakað tómatsósa

(Tilbúið eftir um það bil 25 mínútur | Geymir 10)

Hver skammtur: Hitaeiningar: 24; Fita: 0g; Kolvetni: 5,5g; Prótein: 0,5g

Hráefni

4 aura niðursoðinn tómatmauk

2 matskeiðar af agavesírópi

1/4 bolli rauðvínsedik

1/4 bolli af vatni

1/2 tsk kosher salt

1/4 tsk hvítlauksduft

Heimilisföng

Hitið pott yfir meðalhita. Bætið síðan öllu hráefninu í pott og látið suðuna koma upp.

Snúðu hita í lágan hita; látið malla, hrærið stöðugt í, í um 20 mínútur eða þar til sósan þykknar.

Geymið í glerkrukku í ísskápnum þínum. Verði þér að góðu!

Cashew, lime og dill sósa

(Tilbúið eftir um það bil 25 mínútur | Geymir 8)

Hver skammtur: Hitaeiningar: 24; Fita: 0g; Kolvetni: 5,5g; Prótein: 0,5g

Hráefni

1 bolli hráar kasjúhnetur

1/2 bolli af vatni

2 matskeiðar dill

1 matskeið lime safi

Sjávarsalt og rauður pipar, eftir smekk

Heimilisföng

Setjið allt hráefnið í skál matvinnsluvélarinnar eða háhraða blandarans þar til það er slétt, einsleitt og rjómakennt.

Kryddið eftir smekk og berið fram með crudités.

Ligurian valhnetusósa

(Tilbúið á um það bil 30 mínútum | 4 þjóna)

Hver skammtur: Kaloríur: 263; Fita: 24,1g; Kolvetni: 9g; Prótein: 5,5g

Hráefni

1/2 bolli möndlumjólk

1 sneið af hvítu brauði, án skorpu

1 bolli (um 50 helmingar) hráar valhnetur

1/2 tsk hvítlauksduft

1 tsk laukduft

1 tsk reykt paprika

2 matskeiðar ólífuolía

1 matskeið söxuð basil

3 karrýblöð

Sjávarsalt og malaður svartur pipar, eftir smekk

Heimilisföng

Setjið möndlumjólkina og brauðið í skál og látið hvíla vel.

Flyttu bleytt brauð yfir í skál matvinnsluvélarinnar eða háhraða blandarans; bæta við afganginum af hráefninu.

Vinnið þar til slétt, jafnt og rjómakennt.

Berið fram með pasta eða kúrbítsnúðlum. Verði þér að góðu!

Chiasósa, hlynur og dijon

(Tilbúið eftir um það bil 10 mínútur | 4 þjóna)

Hver skammtur: Kaloríur: 126; Fita: 9g; Kolvetni: 8,3g; Prótein: 1,5g

Hráefni

2 matskeiðar chiafræ

5 matskeiðar af extra virgin ólífuolíu

1 ½ msk hlynsíróp

2 tsk Dijon sinnep

1 matskeið rauðvínsedik

Sjávarsalt og malaður svartur pipar, eftir smekk

Heimilisföng

Setjið allt hráefnið í blöndunarskálina; þeyta til að sameina og fleyta.

Látið það hvíla í 15 mínútur til að chia stækki. Verði þér að góðu!

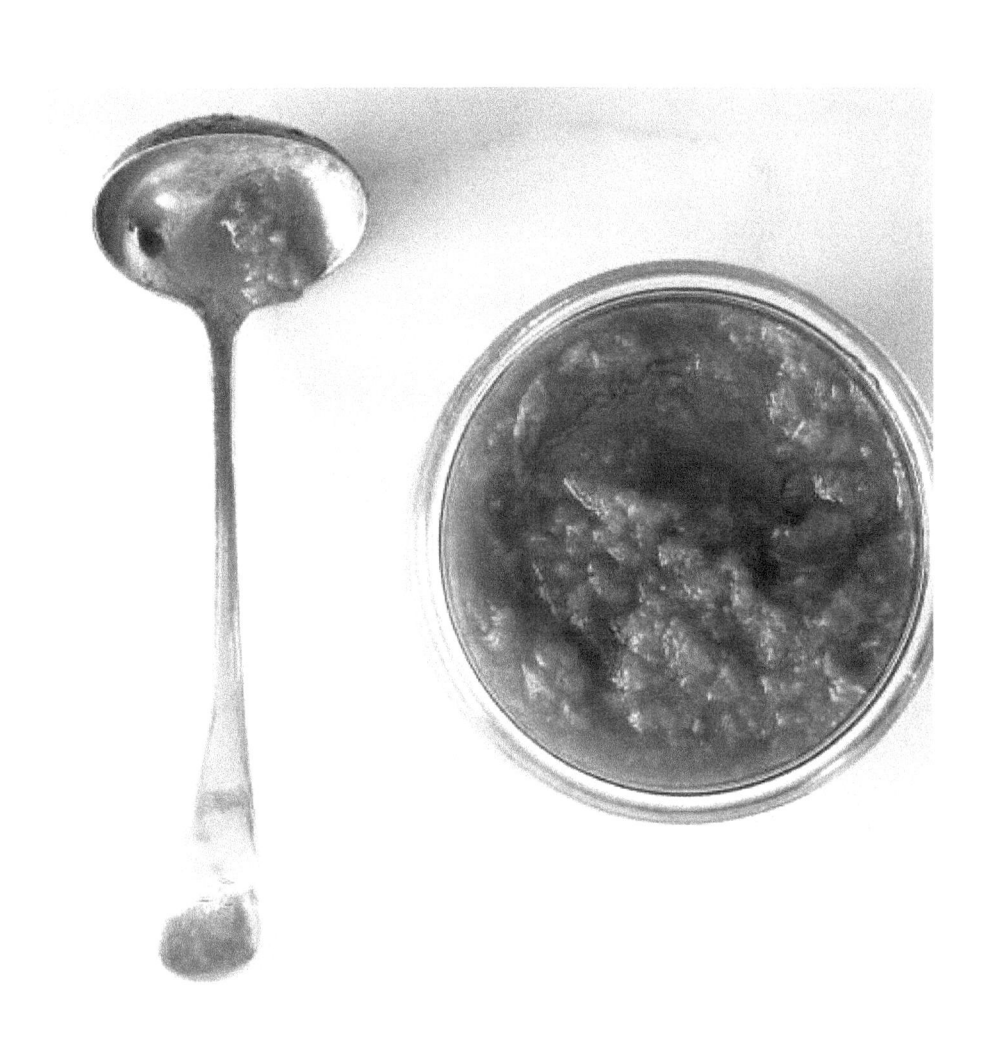

Hvítlaukskóríander dressing

(Tilbúið eftir um það bil 10 mínútur | Afgreiðsla 6)

Hver skammtur: Kaloríur: 181; Fita: 18,2g; Kolvetni: 4,8g; Prótein: 3g

Hráefni

1/2 bolli möndlur

1/2 bolli af vatni

1 búnt af kóríander

1 saxaður rauður chili

2 hvítlauksrif, söxuð

2 matskeiðar ferskur lime safi

1 tsk lime börkur

Sjávarsalt og malaður svartur pipar

5 matskeiðar af extra virgin ólífuolíu

Heimilisföng

Settu möndlurnar og vatnið í blandarann þinn og blandaðu þar til rjómakennt og slétt.

Bætið við kóríander, chilipipar, hvítlauk, sítrónusafa, sítrónuberki, salti og svörtum pipar; hrærið þar til allt hefur blandast vel saman.

Bætið síðan ólífuolíunni smám saman út í og blandið þar til slétt. Geymið í kæli í allt að 5 daga.

Verði þér að góðu!

klassískur búgarðsklæðnaður

(Tilbúið eftir um það bil 10 mínútur | Skammtar 8)

Hver skammtur: Hitaeiningar: 191; Fita: 20,2g; Kolvetni: 0,8g; Prótein: 0,5g

Hráefni

1 bolli vegan majónes

1/4 ósykrað möndlumjólk

1 tsk sherry edik

1/2 tsk kosher salt

1/4 tsk svartur pipar

2 hvítlauksrif söxuð

1/2 tsk þurrkaður graslaukur

1/2 tsk þurrkað dill

1 tsk þurrkaðar steinseljuflögur

1/2 tsk laukduft

1/3 tsk paprika

Heimilisföng

Notaðu vírþeytara, blandaðu öllu hráefninu vel saman í skál.

Lokið og setjið í kæliskápinn þar til tilbúinn til að bera fram.

Verði þér að góðu!

Cilantro Tahini sósa

(Tilbúið eftir um það bil 10 mínútur | Afgreiðsla 6)

Hver skammtur: Hitaeiningar: 91; Fita: 7,5g; Kolvetni: 4,5g; Prótein: 2,9g

Hráefni

1/4 bolli kasjúhnetur, lagðar í bleyti yfir nótt og tæmdar

1/4 bolli af vatni

4 matskeiðar af tahini

1/4 bolli fersk kóríanderlauf, saxað

1 hakkað hvítlauksrif

Kosher salt og cayenne pipar, eftir smekk

Heimilisföng

Vinnið kasjúhnetur og vatn í blandarann þinn þar til rjómalöguð og slétt.

Bætið restinni af hráefnunum saman við og haltu áfram að blanda þar til allt hefur blandast vel saman.

Geymið það í kæli í allt að viku. Verði þér að góðu!

Lime kókossósa

(Tilbúið eftir um það bil 10 mínútur | Geymir 7)

Hver skammtur: Kaloríur: 87; Fita: 8,8g; Kolvetni: 2,6g; Prótein: 0,8g

Hráefni

1 tsk kókosolía

1 stór hvítlauksgeiri, saxaður

1 tsk hakkað ferskt engifer

1 bolli af kókosmjólk

1 lime nýkreist og rifin

Smá klípa af Himalayan steinsalti

Heimilisföng

Bræðið kókosolíuna í litlum potti við meðalhita. Þegar það er heitt, eldið hvítlaukinn og engiferið í um það bil 1 mínútu eða þar til arómatískt.

Látið suðuna koma upp og bætið kókosmjólkinni, límónusafanum, limeberkinum og salti saman við; haltu áfram að malla í 1 mínútu eða þar til það er hitað í gegn.

Verði þér að góðu!

heimabakað guacamole

(Tilbúið eftir um það bil 10 mínútur | Geymir 7)

Hver skammtur: Hitaeiningar: 107; Fita: 8,6g; Kolvetni: 7,9g; Prótein: 1,6g

Hráefni

2 avókadó, afhýdd og skorin

safi úr 1 sítrónu

Sjávarsalt og malaður svartur pipar, eftir smekk

1 lítill laukur, skorinn í bita

2 matskeiðar saxað ferskt kóríander

1 stór tómatur, skorinn í teninga

Heimilisföng

Maukið avókadóið ásamt restinni af hráefnunum í skál.

Settu guacamoleið í ísskápinn þinn þar til það er tilbúið til framreiðslu. Verði þér að góðu!

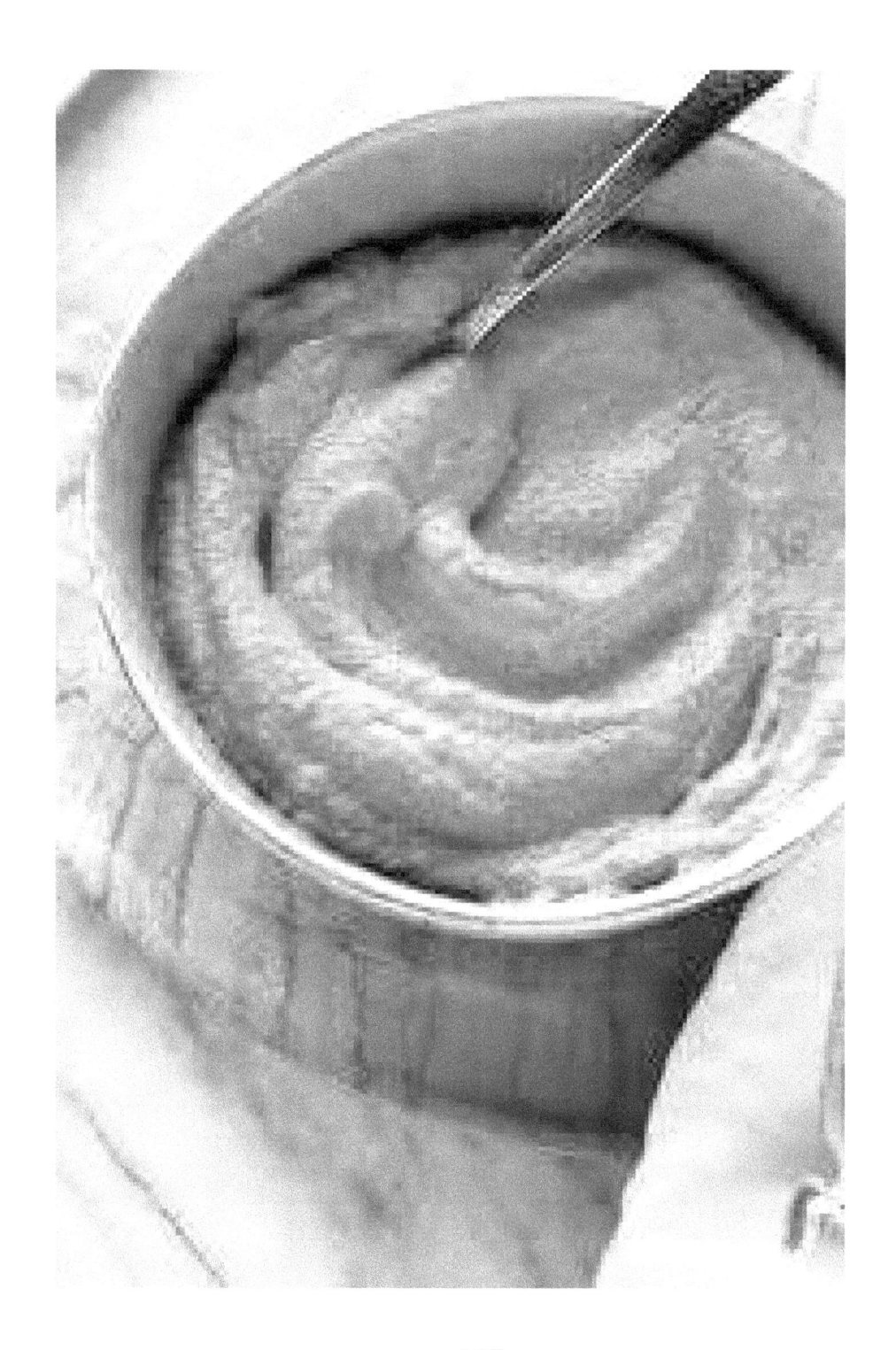

Auðveldasta vegan Mayo Ever

(Tilbúið eftir um það bil 15 mínútur | Afgreiðsla 6)

Hver skammtur: Kaloríur: 167; Fita: 18,1g; Kolvetni: 0,7g; Prótein: 0,4g

Hráefni

1/2 bolli ólífuolía, við stofuhita

1/4 bolli ósykrað hrísgrjónamjólk, við stofuhita

1 tsk gult sinnep

1 matskeið ferskur sítrónusafi

1/3 tsk kosher salt

Heimilisföng

Blandið mjólk, sinnepi, sítrónusafa og salti saman við hraða blandarann þinn.

Á meðan vélin er í gangi skaltu bæta ólífuolíunni smám saman út í og halda áfram að blanda á lágum hraða þar til blandan þykknar.

Geymið í kæli í um 6 daga. Verði þér að góðu!

Sólblómasmjör og hampfræ

(Tilbúið eftir um það bil 15 mínútur | Geymir 16)

Hver skammtur: Kaloríur: 124; Fita: 10,6g; Kolvetni: 4,9g; Prótein: 4,3g

Hráefni

2 bollar sólblómafræ, afhýdd og ristuð

4 matskeiðar af hampi fræjum

2 matskeiðar af hörfræmjöl

klípa af salti

Smá af rifnum múskat

2 döðlur, holóttar

Heimilisföng

Blandið sólblómafræjunum í matvinnsluvélinni þar til smjör myndast.

Bætið restinni af hráefnunum saman við og haltu áfram að blanda þar til rjómakennt og slétt.

Smakkið til og stillið bragðið eftir þörfum. Verði þér að góðu!

Rjómalöguð sinnepssósa

(Tilbúið eftir um það bil 35 mínútur | Afgreiðsla 4)

Hver skammtur: Hitaeiningar: 73; Fita: 4,2g; Kolvetni: 7,1g; Prótein: 1,7g

Hráefni

1/2 venjulegur hummus

1 tsk hakkað ferskur hvítlaukur

1 matskeið sælkera sinnep

1 matskeið extra virgin ólífuolía

1 matskeið ferskur sítrónusafi

1 tsk rauð paprika flögur

1/2 tsk sjávarsalt

1/4 tsk malaður svartur pipar

Heimilisföng

Blandið öllu hráefninu vel saman í blöndunarskál.

Látið það standa í ísskápnum í um 30 mínútur áður en það er borið fram.

Verði þér að góðu!

Hefðbundinn Balkan stíl ajvar

(Tilbúið eftir um það bil 30 mínútur | Afgreiðsla 6)

Hver skammtur: Kaloríur: 93; Fita: 4,9g; Kolvetni: 11,1g; Prótein: 1,8g

Hráefni

4 rauðar paprikur

1 lítið eggaldin

1 hvítlauksgeiri pressaður

2 matskeiðar ólífuolía

1 tsk hvítt edik

Kosher salt og malaður svartur pipar, eftir smekk

Heimilisföng

Grillið paprikuna og eggaldinið þar til það er mjúkt og kulnað.

Setjið paprikuna í plastpoka og látið gufa í um 15 mínútur.
Fjarlægðu hýðið, fræin og kjarnann af paprikunni og eggaldininu.

Flyttu þá síðan yfir í skálina á matvinnsluvélinni þinni. Bætið hvítlauknum, ólífuolíu, ediki, salti og svörtum pipar út í og haltu áfram að blanda þar til það hefur blandast vel saman.

Geymist í kæli í allt að 1 viku. Verði þér að góðu!

Amba (mangósósa)

(Tilbúið eftir um það bil 30 mínútur | Afgreiðsla 6)

Hver skammtur: Kaloríur: 93; Fita: 4,9g; Kolvetni: 11,1g; Prótein: 1,8g

Hráefni

2 mangó með grænum roði, afhýdd og hýdd

1 saxaður laukur

1 saxaður chili

2 hvítlauksrif söxuð

1 msk Himalayan salt

1 tsk malað túrmerik

1/3 tsk malað kúmen

1/2 tsk paprika

2 matskeiðar sojasósa

2 matskeiðar ferskur lime safi

Heimilisföng

Hitið meðalstóran pott yfir miðlungs háan hita. Látið suðu koma upp í 2 bolla af vatni. Bætið mangóinu út í og síðan lauk, papriku, hvítlauk og kryddi.

Látið hitann í lágmarki og látið malla þar til mangóið mýkist eða um það bil 25 mínútur.

Takið af hitanum og bætið sojasósu og ferskum sítrónusafa út í.

Maukaðu síðan blönduna í blandarann þinn þar til hún er slétt og jöfn. Geymið í kæli í allt að 1 mánuð.

Verði þér að góðu!

Pabba heimagerð tómatsósa

(Tilbúið eftir um það bil 30 mínútur | Afgreiðsla 12)

Hver skammtur: Hitaeiningar: 49; Fita: 2,4g; Kolvetni: 6,5g; Prótein: 0,9g

Hráefni

2 matskeiðar ólífuolía

1 saxaður laukur

2 hvítlauksrif söxuð

1 tsk af cayenne pipar

2 matskeiðar tómatmauk

30 aura niðursoðnir tómatar, muldir

3 matskeiðar púðursykur

1/4 bolli eplaedik

Salt og nýmalaður svartur pipar, eftir smekk.

Heimilisföng

Hitið ólífuolíuna í meðalstórum potti yfir miðlungs háan hita. Steikið laukinn þar til hann er mjúkur og ilmandi.

Bætið hvítlauknum út í og steikið áfram í 1 mínútu eða þar til ilmandi.

Bætið restinni af hráefnunum út í og eldið við vægan hita. Haltu áfram að elda í um 25 mínútur.

Vinnið blönduna í blandarann þinn þar til hún er slétt og einsleit. Verði þér að góðu!

Avocado Herb Salat Dressing

(Tilbúið eftir um það bil 10 mínútur | Afgreiðsla 6)

Hver skammtur: Kaloríur: 101; Fita: 9,4g; Kolvetni: 4,3g; Prótein: 1,2g

Hráefni

1 meðalstórt avókadó, skorið, skrælt og maukað

4 matskeiðar extra virgin ólífuolía

4 matskeiðar möndlumjólk

2 matskeiðar saxað kóríander

2 matskeiðar saxuð steinselja

safi úr 1 sítrónu

2 hvítlauksrif söxuð

1/2 tsk sinnepsfræ

1/2 tsk rauðar piparflögur

Kosher salt og cayenne pipar, eftir smekk

Heimilisföng

Blandið öllu ofangreindu hráefni í matvinnsluvél eða blandara.

Blandið þar til slétt, slétt og rjómakennt.

Verði þér að góðu!

Ekta frönsk remúlaði

(Tilbúið eftir um það bil 10 mínútur | Afgreiðsla 9)

Hver skammtur: Kaloríur: 121; Fita: 10,4g; Kolvetni: 1,3g; Prótein: 6,2g

Hráefni

1 bolli vegan majónes

1 matskeið Dijon sinnep

1 vorlaukur, smátt saxaður

1 tsk hakkaður hvítlaukur

2 matskeiðar kapers, gróft saxaðar

1 matskeið heit sósa

1 matskeið ferskur sítrónusafi

1 msk flatblaða steinselja, söxuð

Heimilisföng

Blandið öllu hráefninu vel saman í matvinnsluvél eða blandara.

Blandið þar til slétt og rjómakennt.

Verði þér að góðu!

Ekta bechamel sósa

(Tilbúið eftir um það bil 10 mínútur | Skammtar 5)

Hver skammtur: Kaloríur: 89; Fita: 6,1g; Kolvetni: 5,9g; Prótein: 2,7g

Hráefni

2 matskeiðar sojasmjör

2 matskeiðar alhliða hveiti

1 ½ bolli haframjólk

Gróft sjávarsalt, eftir smekk

1/4 teskeið af túrmerikdufti

1/4 tsk malaður svartur pipar, eftir smekk

Smá af rifnum múskat

Heimilisföng

Bræðið sojasmjörið á pönnu við meðalhita. Bætið hveitinu út í og haltu áfram að elda, þeyttu stöðugt til að forðast kekki.

Hellið mjólkinni út í og þeytið áfram í um 4 mínútur þar til sósan þykknar.

Bætið kryddinu saman við og hrærið til að blandast vel saman. Verði þér að góðu!

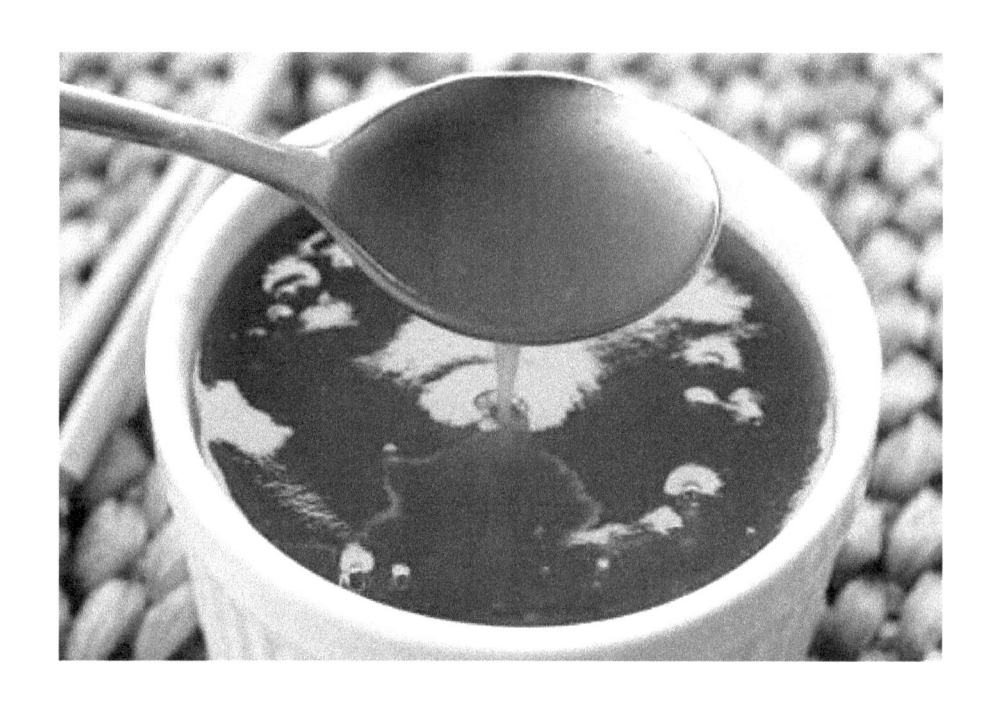

fullkomin hollandaise sósa

(Tilbúið eftir um það bil 15 mínútur | Afgreiðsla 6)

Hver skammtur: Kaloríur: 145; Fita: 12,6g; Kolvetni: 6,1g; Prótein: 3,3g

Hráefni

1/2 bolli kasjúhnetur, lagðar í bleyti og tæmdar

1 bolli af möndlumjólk

2 matskeiðar ferskur sítrónusafi

3 matskeiðar kókosolía

3 matskeiðar næringarger

Sjávarsalt og malaður hvítur pipar, eftir smekk

Smá af rifnum múskat

1/2 tsk muldar rauðar piparflögur

Heimilisföng

Maukið allt hráefnið í háhraða blandara eða matvinnsluvél.

Hitið síðan blönduna í litlum potti yfir miðlungs lágan hita; eldið, hrærið af og til, þar til sósan minnkar og þykknar.

Verði þér að góðu!

Mexíkósk chilisósa

(Tilbúið eftir um 5 mínútur | Skammtar 5)

Hver skammtur: Kaloríur: 35; Fita: 0,2g; Kolvetni: 7,1g; Prótein: 0,8g

Hráefni

10 aura niðursoðin tómatsósa

2 matskeiðar eplaedik

2 matskeiðar púðursykur

1 mexíkóskur chili, saxaður

1/2 tsk þurrkað mexíkóskt oregano

1/4 tsk malað pipar

Sjávarsalt og malaður svartur pipar, eftir smekk

Heimilisföng

Blandið öllu hráefninu vel saman í skál.

Geymið í glerkrukku í ísskápnum þínum.

Verði þér að góðu!

grunn tómatsósa

(Tilbúið eftir um það bil 25 mínútur | Geymir 8)

Hver skammtur: Hitaeiningar: 49; Fita: 3,6g; Kolvetni: 4,3g; Prótein: 0,9g

Hráefni

2 matskeiðar ólífuolía

1 saxaður skalottlaukur

2 hvítlauksrif söxuð

1 rauð paprika, fræhreinsuð og söxuð

20 aura niðursoðnir tómatar, maukaðir

2 matskeiðar tómatmauk

1 tsk af cayenne pipar

1/2 tsk gróft sjávarsalt

Heimilisföng

Hitið ólífuolíuna í meðalstórum potti yfir miðlungs háan hita. Steikið skalottlaukana þar til hann er mjúkur og ilmandi.

Bæta við hvítlauk og chili; haltu áfram að steikja í 1 mínútu eða þar til ilmandi.

Bæta við tómötum, tómatmauki, cayenne pipar og salti; kveiktu á eldinum að suðu. Haltu áfram að elda í um 22 mínútur.

Verði þér að góðu!

Tyrkneskur Biber Salçası

(Tilbúið eftir um 1 klukkustund og 25 mínútur | Afgreiðsla 16)

Hver skammtur: Hitaeiningar: 39; Fita: 1,8g; Kolvetni: 4,8g; Prótein: 0,7g

Hráefni

4 paprikur

4 rauð chili

Safi af safa úr 1/2 sítrónu

2 matskeiðar ólífuolía

1 tsk sjávarsalt

1/2 tsk nýmalaður svartur pipar

Heimilisföng

Settu papriku beint yfir lágan gasloga; Grillið paprikurnar í um það bil 8 mínútur þar til þær eru kolnar á öllum hliðum.

Látið paprikuna gufa í plastpoka eða lokuðu íláti í um 30 mínútur. Fjarlægðu svarta húðina og kjarnann og færðu deigið yfir í matvinnsluvélina þína.

Snúðu þar til slétt deig myndast.

Hitið tilbúið pasta í potti; bætið hinum hráefnunum við og hrærið til að blandast vel saman. Látið suðuna koma upp og látið malla, að hluta til undir lok, í um 45 mínútur eða þar til sósan þykknar.

Geymið í kæli í allt að 4 vikur. Verði þér að góðu!

Ítölsk sósa með Pepe Verde

(Tilbúið eftir um það bil 15 mínútur | Afgreiðsla 6)

Hver skammtur: Hitaeiningar: 153; Fita: 10,1g; Kolvetni: 13,3g; Prótein: 2,6g

Hráefni

3 matskeiðar vegan smjör

3 matskeiðar alhliða hveiti

1 ½ bolli möndlumjólk, ósykrað

1 bolli af grænmetissoði

2 matskeiðar nýmalaður grænn pipar

sjávarsalt, eftir smekk

1 msk sherryvín

Heimilisföng

Bræðið smjörið í potti við meðalhita. Þegar það er orðið heitt, bætið þá hveitinu út í og lækkið hitann að suðu.

Bætið mjólkinni smám saman út í og haltu áfram að elda í nokkrar mínútur í viðbót, þeyttu stöðugt til að forðast kekki.

Bætið seyði, grænum piparkornum og salti saman við. Haltu áfram að elda við vægan hita þar til sósan þykknar. Bætið víninu út í og haltu áfram að malla í nokkrar mínútur í viðbót.

Verði þér að góðu!

Sólblómafræpasósasósa

(Tilbúið á um það bil 10 mínútum | 3 þjóna)

Hver skammtur: Kaloríur: 164; Fita: 13,1g; Kolvetni: 7,6g; Prótein: 6,2g

Hráefni

1/2 bolli sólblómafræ, lögð í bleyti yfir nótt

1/2 bolli ósykrað möndlumjólk

2 matskeiðar sítrónusafi

1 tsk kornaður hvítlaukur

1/4 tsk þurrkað oregano

1/2 tsk þurrkuð basil

1 tsk þurrkað dill

Sjávarsalt og malaður svartur pipar, eftir smekk

Heimilisföng

Setjið allt hráefnið í skál matvinnsluvélarinnar eða háhraða blandarans.

Maukið þar til sósan er einsleit og slétt.

Berið sósuna fram yfir soðnu pasta eða grænmetisnúðlum. Verði þér að góðu!

Hollt eplamósan hennar ömmu

(Tilbúið eftir um það bil 30 mínútur | Afgreiðsla 12)

Hver skammtur: Hitaeiningar: 73; Fita: 0,2g; Kolvetni: 19,3g; Prótein: 0,4g

Hráefni

3 pund eldunarepli, afhýdd, kjarnhreinsuð og skorin í teninga

1/2 bolli af vatni

8 ferskar döðlur, skornar

2 matskeiðar sítrónusafi

klípa af salti

Smá af rifnum múskat

1/4 tsk malaður negull

1/2 tsk malaður kanill

Heimilisföng

Bætið eplum og vatni í þykkbotna pott og eldið í um 20 mínútur.

Á meðan, blandaðu döðlum og 1/2 bolli af vatni með háhraða blandara. Vinnið þar til það er alveg slétt.

Næst skaltu stappa soðnu eplin með kartöflustöppu; Hrærið maukuðu döðlunum út í eplamaukið og blandið vel saman.

Haltu áfram að malla þar til eplamaukið hefur þyknað í æskilega þéttleika. Bætið sítrónusafanum og kryddinu saman við og hrærið þar til allt hefur blandast vel saman.

Verði þér að góðu!

heimagerð súkkulaðisósa

(Tilbúið eftir um það bil 10 mínútur | Afgreiðsla 9)

Hver skammtur: Kaloríur: 95; Fita: 7,6g; Kolvetni: 7,5g; Prótein: 0,2g

Hráefni

5 matskeiðar af bræddri kókosolíu

3 matskeiðar af agavesírópi

3 matskeiðar kakóduft

Smá af rifnum múskat

Klípa af kosher salti

1/2 tsk malaður kanill

1/2 tsk vanillumauk

Heimilisföng

Blandið öllu hráefninu vel saman með vírþeytara.

Geymið súkkulaðisósuna í kæliskápnum. Til að mýkja sósuna skaltu hita hana yfir lágum hita rétt áður en hún er borin fram.

Verði þér að góðu!

uppáhalds trönuberjasósa

(Tilbúið eftir um það bil 15 mínútur | Geymir 8)

Hver skammtur: Kaloríur: 62; Fita: 0,6g; Kolvetni: 16g; Prótein: 0,2g

Hráefni

1/2 bolli púðursykur

1/2 bolli af vatni

8 aura bláber, fersk eða frosin

Klípa af kryddjurtum

Smá sjávarsalti

1 matskeið kristallað engifer

Heimilisföng

Hitið sykurinn og vatnið að suðu í þykkbotna potti.

Hrærið þar til sykurinn hefur leyst upp.

Bætið bláberjunum út í og síðan afganginum af hráefnunum. Snúðu hita í lágan og haltu áfram að elda í 10 til 12 mínútur eða þar til trönuberin poppa.

Látið það kólna niður í stofuhita. Geymið í glerkrukku í ísskápnum þínum. Verði þér að góðu!

Hefðbundinn rússneskur kórinn

(Tilbúið á um 40 mínútum | 12 þjónar)

Hver skammtur: Kaloríur: 28; Fita: 1,3g; Kolvetni: 3,8g; Prótein: 0,5g

Hráefni

1 bolli af soðnu vatni

6 aura hráar rófur, skrældar

1 matskeið brúnt salt

9 aura hrá piparrót, afhýdd

1 matskeið ólífuolía

1/2 bolli eplaedik

Heimilisföng

Látið suðuna koma upp í þykkbotna potti. Steikið svo rauðrófurnar í um 35 mínútur eða þar til þær mýkjast.

Fjarlægðu hýðið og færðu rófurnar í matvinnsluvél. Bætið restinni af hráefnunum saman við og blandið þar til það hefur blandast vel saman.

Verði þér að góðu!

Frönsk Mignonette sósa

(Tilbúið eftir um það bil 15 mínútur | Afgreiðsla 6)

Hver skammtur: Kaloríur: 14; Fita: 0g; Kolvetni: 1,9g; Prótein: 0,2g

Hráefni

3/4 bolli rauðvínsedik

2 tsk nýsprungin blönduð piparkorn

1 lítill skalottur, smátt saxaður

sjávarsalt, eftir smekk

Heimilisföng

Blandið edikinu, piparkornunum og snitselinu saman í skál. Kryddið með salti.

Látið það hvíla í að minnsta kosti 15 mínútur. Berið fram með grilluðum ostrusveppum.

Verði þér að góðu!

reyktri ostasósu

(Tilbúið eftir um það bil 10 mínútur | Afgreiðsla 6)

Hver skammtur: Hitaeiningar: 107; Fita: 7,3g; Kolvetni: 8,8g; Prótein: 3,3g

Hráefni

1/2 bolli hráar kasjúhnetur, lagðar í bleyti og tæmdar

4 matskeiðar af vatni

2 matskeiðar hrátt tahini

ferskur safi úr 1/2 sítrónu

1 matskeið eplaedik

2 soðnar gulrætur

1 tsk reykt paprika

sjávarsalt, eftir smekk

1 hvítlauksgeiri

1 tsk ferskt dill

1/2 bolli frosnir maískorn, þíddir og pressaðir

Heimilisföng

Vinnið kasjúhnetur og vatn í blandarann þinn þar til rjómalöguð og slétt.

Bætið restinni af hráefnunum saman við og haltu áfram að blanda þar til allt hefur blandast vel saman.

Geymið það í kæli í allt að viku. Verði þér að góðu!

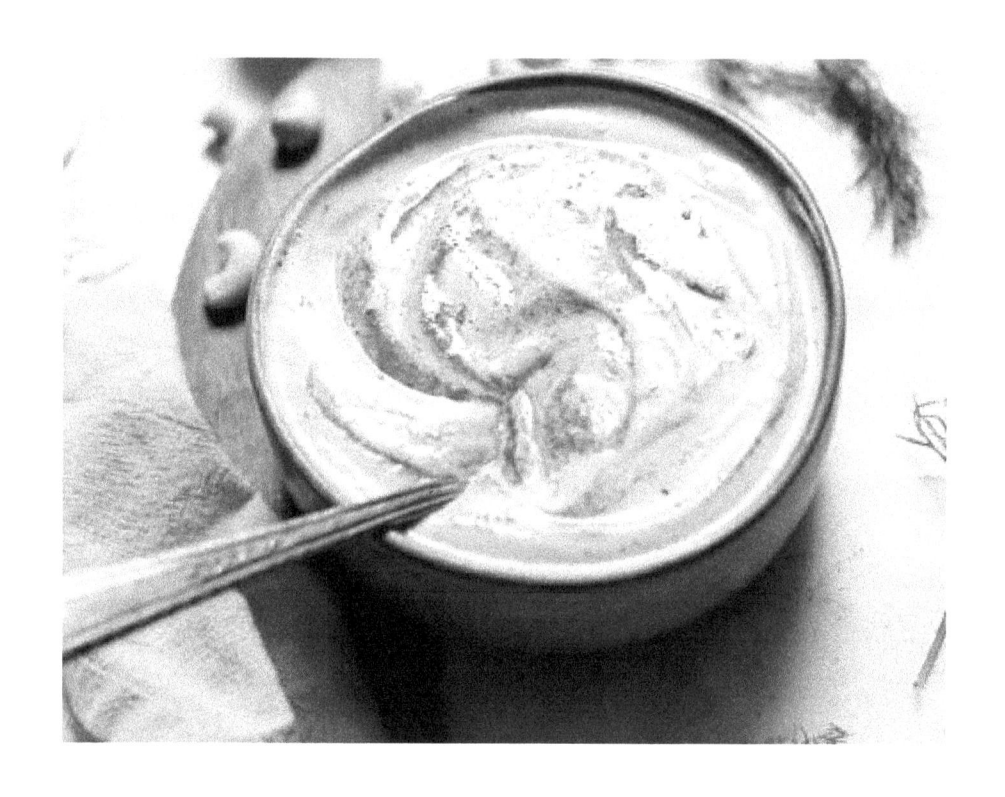

Auðveld heimagerð perasósa

(Tilbúið eftir um 30 mínútur | Skammtar 8)

Hver skammtur: Kaloríur: 76; Fita: 0,3g; Kolvetni: 19,2g; Prótein: 0,6g

Hráefni

2 pund perur, skrældar, kjarnhreinsaðar og skornar í teninga

1/4 bolli af vatni

1/4 bolli púðursykur

1/2 tsk hakkað ferskt engifer

1/2 tsk malaður negull

1 tsk malaður kanill

1 tsk ferskur sítrónusafi

1 tsk eplasafi edik

1 tsk vanillumauk

Heimilisföng

Bætið eplum, vatni og sykri í þykkbotna pott og eldið í um 20 mínútur.

Næst skaltu stappa soðnu perunum með kartöflustöppu. Bætið restinni við hráefninu.

Haltu áfram að malla þar til perusósan hefur þykknað í æskilega þéttleika.

Verði þér að góðu!

Sinnep í sveitastíl

(Tilbúið eftir um það bil 5 mínútur | Geymir 16)

Hver skammtur: Hitaeiningar: 24; Fita: 1,6g; Kolvetni: 1,7g; Prótein: 0,6g

Hráefni

1/3 bolli sinnepsfræ

1/2 bolli vínedik

1 Medjool döðla, grýtt

1 tsk ólífuolía

1/2 tsk Himalayan steinsalt

Heimilisföng

Leggið sinnepsfræin í bleyti í að minnsta kosti 12 klukkustundir.

Næst skaltu blanda öllu hráefninu saman í hraðblöndunartæki þar til það er rjómakennt og slétt.

Geymið í glerkrukku í ísskápnum þínum. Verði þér að góðu!

Kókoshnetusósa í taílenskum stíl

(Tilbúið eftir um það bil 10 mínútur | 4 þjóna)

Hver skammtur: Kaloríur: 68; Fita: 5,1g; Kolvetni: 4,7g; Prótein: 1,4g

Hráefni

1 matskeið kókosolía

1 tsk hakkaður hvítlaukur

1 tsk hakkað ferskt engifer

1 sítróna, kreist og rifin

1 teskeið af túrmerikdufti

1/2 bolli kókosmjólk

1 matskeið sojasósa

1 tsk kókossykur, eða meira eftir smekk

klípa af salti

Smá af rifnum múskat

Heimilisföng

Bræðið kókosolíuna í litlum potti við meðalhita. Þegar það er heitt, eldið hvítlaukinn og engiferið í um það bil 1 mínútu eða þar til arómatískt.

Látið sjóða hitann og bætið við sítrónu, túrmerik, kókosmjólk, sojasósu, kókossykri, salti og múskati; haltu áfram að malla í 1 mínútu eða þar til það er hitað í gegn.

Verði þér að góðu!

Mayo Aquafaba Plain

(Tilbúið eftir um það bil 10 mínútur | Geymir 12)

Hver skammtur: Kaloríur: 200; Fita: 22,7g; Kolvetni: 0,3g; Prótein: 0g

Hráefni

1/2 bolli aquafaba

1 ¼ bollar canola olía

1 tsk gult sinnep

1/2 tsk kosher salt

2 matskeiðar sítrónusafi

1/2 tsk hvítlauksduft

1/4 tsk þurrkað dill

Heimilisföng

Blandaðu aquafaba á miklum hraða með því að nota dýfublöndunartæki eða háhraða blandara.

Á meðan vélin er í gangi skaltu bæta olíunni smám saman út í og halda áfram að blanda þar til blandan þykknar.

Bætið sinnepi, salti, sítrónusafa, hvítlauksdufti og dilli saman við.

Geymið í kæli í allt að 2 vikur. Njóttu!

Klassísk Velouté sósa

(Tilbúið eftir um það bil 10 mínútur | Skammtar 5)

Hver skammtur: Kaloríur: 65; Fita: 5,2g; Kolvetni: 2,4g; Prótein: 1,9g

Hráefni

2 matskeiðar vegan smjör

2 matskeiðar alhliða hveiti

1 ½ bolli grænmetissoð

1/4 tsk hvítur pipar

Heimilisföng

Bræðið vegan smjörið í potti við meðalhita. Bætið hveitinu út í og haltu áfram að elda, þeyttu stöðugt til að forðast kekki.

Hellið grænmetissoðinu smám saman og hægt út í og þeytið áfram í um 5 mínútur þar til sósan þykknar.

Bætið hvítum pipar út í og hrærið til að blandast vel saman. Verði þér að góðu!

Klassísk spænsk sósa

(Tilbúið eftir um það bil 55 mínútur | Afgreiðsla 6)

Hver skammtur: Hitaeiningar: 99; Fita: 6,6g; Kolvetni: 6,9g; Prótein: 3,1g

Hráefni

3 matskeiðar vegan smjör

4 matskeiðar af hrísgrjónamjöli

1/2 bolli mirepoix

1 tsk söxuð hvítlauksrif

3 bollar af grænmetissoði

1/4 bolli niðursoðnir tómatar, maukaðir

1 lárviður

1 tsk af timjan

Sjávarsalt og svartur pipar, eftir smekk.

Heimilisföng

Bræðið vegan smjörið í potti við hæfilega háan hita. Bætið síðan hveitinu út í og eldið, hrærið stöðugt í, í um það bil 8 mínútur eða þar til það er gullbrúnt.

Steikið síðan mirepoix í um 5 mínútur eða þar til það er mjúkt og ilmandi.

Bætið nú mirepoix, hvítlauk, grænmetissoði, niðursoðnum tómötum og kryddi út í. Settu eldinn á lágan hita. Látið malla í um 40 mínútur.

Hellið sósunni í gegnum fína sigti í skál. Njóttu!

Ekta Miðjarðarhafs alioli

(Tilbúið eftir um það bil 10 mínútur | Geymir 16)

Hver skammtur: Kaloríur: 122; Fita: 13,6g; Kolvetni: 0,4g; Prótein: 0,1g

Hráefni

4 matskeiðar aquafaba

1 tsk ferskur sítrónusafi

1 tsk eplaedik

1 tsk af Dijon sinnepi

1 tsk hakkaður hvítlaukur

Gróft sjávarsalt og malaður hvítur pipar, eftir smekk

1 bolli af ólífuolíu

1/4 tsk þurrkað dill

Heimilisföng

Setjið aquafaba, sítrónusafa, edik, sinnep, hvítlauk, salt og pipar í skálina á hrærivélinni. Blandið í 30 til 40 sekúndur.

Hellið olíunni hægt og rólega út í og haltu áfram að blanda þar til sósan þykknar.

Stráið þurrkuðu dilli yfir sósuna. Geymið í kæli þar til tilbúið er til framreiðslu.

Verði þér að góðu!

Vegan grillsósa

(Tilbúið eftir um það bil 25 mínútur | Geymir 10)

Hver skammtur: Hitaeiningar: 32; Fita: 0,2g; Kolvetni: 7,4g; Prótein: 1,3g

Hráefni

1 bolli tómatmauk

2 matskeiðar eplaedik

2 matskeiðar lime safi

1 matskeið púðursykur

1 matskeið sinnepsduft

1 tsk rauð paprika flögur, muldar

1 tsk laukduft

1 tsk hvítlauksduft

1 tsk chili duft

2 matskeiðar vegan Worcestershire

1/2 bolli af vatni

Heimilisföng

Blandið öllu hráefninu vel saman í potti við meðalháan hita. Látið suðuna koma upp.

Settu eldinn á lágan hita.

Látið malla í um 20 mínútur eða þar til sósan hefur minnkað og þyknað.

Settu í kæli í allt að 3 vikur. Verði þér að góðu!

Klassísk Bearnaise sósa

(Tilbúið eftir um 30 mínútur | Skammtar 8)

Hver skammtur: Kaloríur: 82; Fita: 6,8g; Kolvetni: 3,8g; Prótein: 1,4g

Hráefni

4 matskeiðar mjólkurlaust sojasmjör

2 matskeiðar alhliða hveiti

1 tsk hakkaður hvítlaukur

1 bolli sojamjólk

1 matskeið ferskur sítrónusafi

1/4 teskeið af túrmerikdufti

Kosher salt og malaður svartur pipar, eftir smekk

1 msk söxuð fersk steinselja

Heimilisföng

Bræðið smjörið í potti við hæfilega háan hita. Bætið síðan hveitinu út í og eldið, hrærið stöðugt í, í um það bil 8 mínútur eða þar til það er gullbrúnt.

Steikið síðan hvítlaukinn í um 30 sekúndur eða þar til hann er ilmandi.

Bætið nú mjólkinni, ferskum sítrónusafa, túrmerik, salti og svörtum pipar út í. Settu eldinn á lágan hita. Látið malla í um 20 mínútur.

Toppið með ferskri steinselju rétt áður en borið er fram. Verði þér að góðu!

fullkomin ostasósa

(Tilbúið eftir um 30 mínútur | Skammtar 8)

Hver skammtur: Kaloríur: 172; Fita: 12,6g; Kolvetni: 10g; Prótein: 6,8g

Hráefni

1 ½ bolli kasjúhnetur

1/2 bolli af vatni

1 tsk eplaedik

1 tsk lime safi

1/2 tsk kornaður hvítlaukur

sjávarsalt og cayenne pipar, eftir smekk

1 matskeið kókosolía

1/4 bolli næringarger

Heimilisföng

Vinnið kasjúhnetur og vatn í blandarann þinn þar til rjómalöguð og slétt.

Bætið restinni af hráefnunum saman við og haltu áfram að blanda þar til allt hefur blandast vel saman.

Geymið það í kæli í allt að viku. Verði þér að góðu!

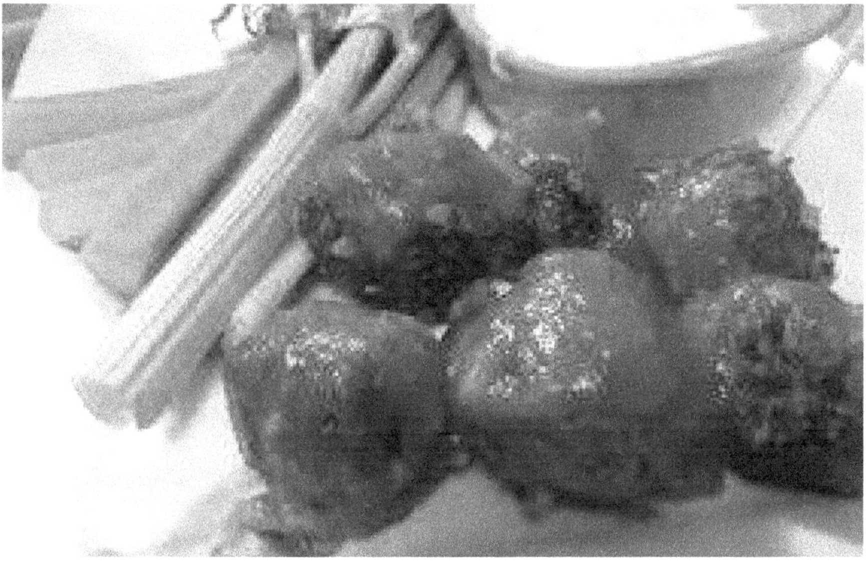

Auðveld hrá pastasósa

(Tilbúið eftir um það bil 10 mínútur | 4 þjóna)

Hver skammtur: Kaloríur: 80; Fita: 6,3g; Kolvetni: 5,4g; Prótein: 1,4g

Hráefni

1 pund þroskaðir tómatar, kjarnhreinsaðir

1 lítill afhýddur laukur

1 lítill hvítlauksgeiri, saxaður

1 msk fersk steinseljublöð

1 matskeið fersk basilíkublöð

1 matskeið ferskt rósmarín lauf

4 matskeiðar extra virgin ólífuolía

Sjávarsalt og malaður svartur pipar, eftir smekk

Heimilisföng

Blandið öllu hráefninu saman í matvinnsluvél eða blandara þar til það hefur blandast vel saman.

Berið fram með volgu pasta eða dýrum (kúrbítsnúðlum).

Verði þér að góðu!

Basic basil pestó

(Tilbúið eftir um það bil 10 mínútur | Skammtar 8)

Hver skammtur: Kaloríur: 42; Fita: 3,5g; Kolvetni: 1,4g; Prótein: 1,2g

Hráefni

1 bolli fersk basil, pakkað

4 matskeiðar af furuhnetum

2 hvítlauksrif, afhýdd

1 matskeið ferskur sítrónusafi

2 matskeiðar næringarger

2 matskeiðar extra virgin ólífuolía

sjávarsalt, eftir smekk

4 matskeiðar af vatni

Heimilisföng

Setjið allt hráefni nema olíu í matvinnsluvélina. Vinnið þar til það hefur blandast vel saman.

Haltu áfram að blanda, bættu olíunni smám saman út í þar til blandan kemur saman.

Verði þér að góðu!

Klassísk Alfredo sósa

(Tilbúið eftir um það bil 10 mínútur | 4 þjóna)

Hver skammtur: Kaloríur: 245; Fita: 17,9g; Kolvetni: 14,9g; Prótein: 8,2g

Hráefni

2 matskeiðar ólífuolía

2 hvítlauksrif söxuð

2 matskeiðar af hrísgrjónamjöli

1 ½ bolli hrísgrjónamjólk, ósykrað

Sjávarsalt og malaður svartur pipar, eftir smekk

1/2 tsk muldar rauðar piparflögur

4 matskeiðar af tahini

2 matskeiðar næringarger

Heimilisföng

Hitið ólífuolíuna í stórum potti yfir meðalhita. Þegar hann er heitur, steikið hvítlaukinn í um það bil 30 sekúndur eða þar til hann er ilmandi.

Bætið hrísgrjónamjölinu út í og eldið við vægan hita. Bætið mjólkinni smám saman út í og haltu áfram að elda í nokkrar mínútur í viðbót, þeyttu stöðugt til að forðast kekki.

Bætið við salti, svörtum pipar, rauðum piparflögum, tahini og næringargeri.

Haltu áfram að elda við vægan hita þar til sósan þykknar.

Geymið í loftþéttu íláti í kæli í allt að fjóra daga. Verði þér að góðu!

Háþróuð kasjúmajónes

(Tilbúið eftir um það bil 10 mínútur | Geymir 12)

Hver skammtur: Hitaeiningar: 159; Fita: 12,4g; Kolvetni: 9,2g; Prótein: 5,2g

Hráefni

3/4 bolli hráar kasjúhnetur, lagðar í bleyti yfir nótt og tæmdar

2 matskeiðar ferskur lime safi

1/4 bolli af vatni

1/2 tsk deli sinnep

1 tsk hlynsíróp

1/4 tsk hvítlauksduft

1/4 tsk þurrkað dill

1/2 tsk sjávarsalt

Heimilisföng

Blandið öllu hráefninu saman með hraðblöndunartæki eða matvinnsluvél þar til það er slétt, rjómakennt og slétt.

Bætið við meira kryddi ef þarf.

Settu í kæli þar til þú ert tilbúinn til að bera fram. Verði þér að góðu!

Sólblómasmjör, kanill og vanilla

(Tilbúið eftir um það bil 10 mínútur | Geymir 16)

Hver skammtur: Kaloríur: 129; Fita: 9g; Kolvetni: 10,1g; Prótein: 3,6g

Hráefni

2 bollar afhýdd, ristuð sólblómafræ

1/2 bolli hlynsíróp

1 tsk vanilluþykkni

1 tsk malaður kanill

Smá af rifnum múskat

Smá sjávarsalti

Heimilisföng

Blandið sólblómafræjunum í matvinnsluvélinni þar til smjör myndast.

Bætið restinni af hráefnunum saman við og haltu áfram að blanda þar til það er rjómakennt, slétt og einsleitt.

Smakkið til og stillið bragðið eftir þörfum. Verði þér að góðu!

Krydduð heimagerð tómatsósa

(Tilbúið á um 25 mínútum | 12 þjónar)

Hver skammtur: Hitaeiningar: 49; Fita: 2,5g; Kolvetni: 5,3g; Prótein: 0,7g

Hráefni

2 matskeiðar af sólblómaolíu

4 matskeiðar saxaður skalottlaukur

2 hvítlauksrif, söxuð

30 aura niðursoðnir tómatar, muldir

1/4 bolli púðursykur

1/4 bolli hvítt edik

1 tsk heit sósa

1/4 tsk af kryddjurtum

Heimilisföng

Hitið olíu í meðalstórum potti yfir miðlungs háan hita. Steikið skalottlaukana þar til þeir eru mjúkir og ilmandi.

Bætið hvítlauknum út í og steikið áfram í 1 mínútu eða þar til ilmandi.

Bætið restinni af hráefnunum út í og eldið við vægan hita. Haltu áfram að elda við lágan hita í 22 til 25 mínútur.

Vinnið blönduna í blandarann þinn þar til hún er slétt og einsleit. Verði þér að góðu!

ristað piparkrem

(Tilbúið eftir um það bil 10 mínútur | Afgreiðsla 10)

Hver skammtur: Kaloríur: 111; Fita: 6,8g; Kolvetni: 10,8g; Prótein: 4,4g

Hráefni

2 rauðar paprikur ristaðar og fræhreinsaðar

1 jalapeño pipar, ristuð og fræhreinsuð

4 aura sólþurrkaðir tómatar í olíu, tæmd

2/3 bolli sólblómafræ

2 matskeiðar saxaður laukur

1 hvítlauksgeiri

1 msk Miðjarðarhafsjurtablanda

Sjávarsalt og malaður svartur pipar, eftir smekk

1/2 tsk túrmerikduft

1 tsk malað kúmen

2 matskeiðar af tahini

Heimilisföng

Setjið allt hráefnið í skálina á hrærivélinni eða matvinnsluvélinni.

Vinnið þar til rjómakennt, jafnt og slétt.

Geymið í loftþéttu íláti í kæli í allt að 2 vikur. Verði þér að góðu!

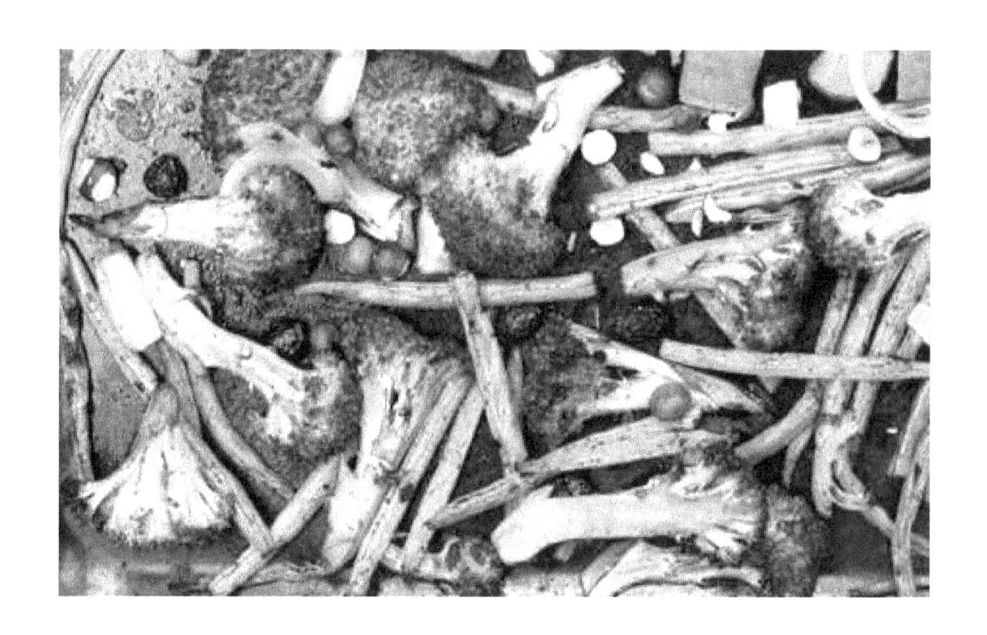

Klassískt vegan smjör

(Tilbúið eftir um það bil 10 mínútur | Geymir 16)

Hver skammtur: Kaloríur: 89; Fita: 10,1g; Kolvetni: 0,2g; Prótein: 0,1g

Hráefni

2/3 bolli hreinsuð kókosolía, brætt

1 matskeið sólblómaolía

1/4 bolli sojamjólk

1/2 tsk malt edik

1/3 tsk gróft sjávarsalt

Heimilisföng

Bætið kókosolíu, sólblómaolíu, mjólk og ediki í skálina á hrærivélinni. Blitz til að sameinast vel.

Bætið við sjávarsalti og haltu áfram að blanda þar til rjómakennt og slétt; kælið þar til stíft.

Verði þér að góðu!

Miðjarðarhafs kúrbítspönnukökur

(Tilbúið eftir um það bil 20 mínútur | 4 þjóna)

Hver skammtur: Kaloríur: 260; Fita: 14,1g; Kolvetni: 27,1g; Prótein: 4,6g

Hráefni

1 bolli alhliða hveiti

1/2 tsk lyftiduft

1/2 tsk þurrkað oregano

1/2 tsk þurrkuð basil

1/2 tsk þurrkað rósmarín

Sjávarsalt og malaður svartur pipar, eftir smekk

1 ½ bolli rifinn kúrbít

1 chia egg

1/2 bolli hrísgrjónamjólk

1 tsk hakkaður hvítlaukur

2 matskeiðar graslaukur, skorinn í sneiðar

4 matskeiðar ólífuolía

Heimilisföng

Blandið hveiti, lyftidufti og kryddi vel saman. Í sérstakri skál, blandaðu kúrbítnum, chia egginu, mjólkinni, hvítlauknum og vorlauknum saman.

Bætið kúrbítsblöndunni við þurra hveitiblönduna; hrærið til að blandast vel saman.

Hitið síðan ólífuolíuna á pönnu við vægan hita. Eldið pönnukökurnar 2-3 mínútur á hvorri hlið þar til þær eru gullinbrúnar.

Verði þér að góðu!

CPSIA information can be obtained
at www.ICGtesting.com
Printed in the USA
BVHW082205130922
646893BV00010B/652